能量菜市场

食物营养全书

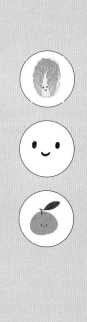

能量菜市场

食物营养全书

柴铁劬 主编

清 雅 绘

中国纺织出版社有限公司

图书在版编目（CIP）数据

能量菜市场：食物营养全书 / 柴铁劬主编；清雅绘. -- 北京：中国纺织出版社有限公司，2024.10.
ISBN 978－7－5229－2141－9

Ⅰ. R247.1

中国国家版本馆CIP数据核字第2024T0Q341号

责任编辑：范红梅　　责任校对：寇晨晨　　责任印制：王艳丽

中国纺织出版社有限公司出版发行
地址：北京市朝阳区百子湾东里 A407 号楼　邮政编码：100124
销售电话：010—67004422　传真：010—87155801
http://www.c-textilep.com
中国纺织出版社天猫旗舰店
官方微博 http://weibo.com/2119887771
北京华联印刷有限公司印刷　各地新华书店经销
2024 年 10 月第 1 版第 1 次印刷
开本：787×1092　1/32　印张：6.5
字数：142 千字　定价：68.00 元

目 录

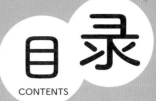

CONTENTS

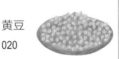
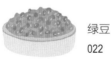
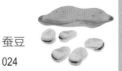

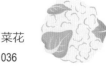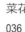

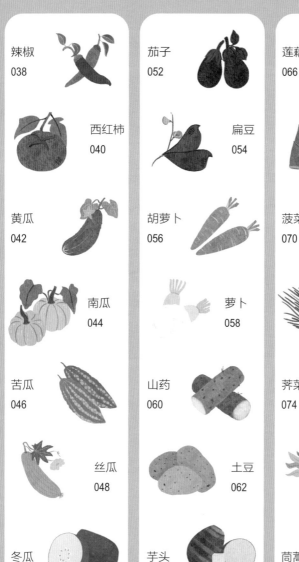

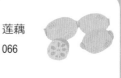

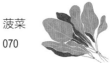

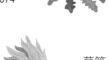
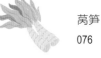
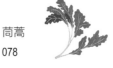

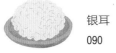
第四章

禽畜和水产

 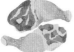

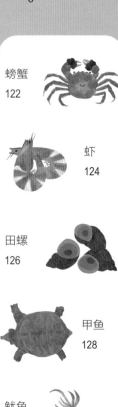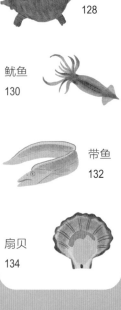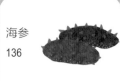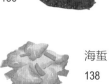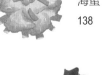
第五章

水果和坚果

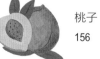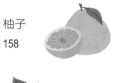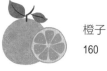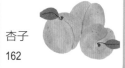

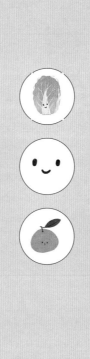

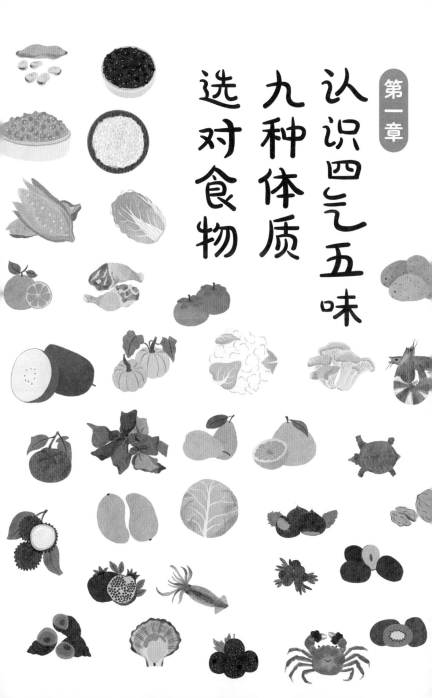

第一章

认识四气五味
九种体质
选对食物

食物的四气五味

四气指寒、热、温、凉4种属性，五味指酸、苦、甘、辛、咸5种味道。中医认为不同属性、味道、颜色的食物具有不同的作用，如《素问·金匮真言论》说"东方青色，入通于肝""南方赤色，入通于心""中央黄色，入通于脾""西方白色，入通于肺""北方黑色，入通于肾"，因此在调补脏腑之时，应选择相应颜色的食物为宜。酸入肝、苦入心、甘入脾、辛入肺、咸入肾，平衡膳食，偏食有害，五味调和才是健康长寿的保证。此外，寒凉伤脾、过热伤津耗气，也不可过食。

四气规律

温热食物　如葱、姜、蒜、韭菜、辣椒、胡椒、荔枝、龙眼、榴莲、羊肉、驴肉等，适合恶风怕冷、容易疲倦、食欲不振、完谷不化等实寒或虚寒证者。

寒凉食物　如西瓜、柿子、番茄、香瓜、萝卜、苦瓜、黄瓜、冬瓜、绿豆、海带、虾、蟹、鱼等，适合发热汗出、干燥怕热、小便短赤、大便干结等实热或虚热证者。

五味规律

酸味食物　如山楂、乌梅、石榴、李子、杨梅、芒果等，具有收敛固涩、开胃止汗等作用。

苦味食物　如苦瓜、莴苣、苦菜、百合等，具有清热燥湿、宣泄除烦等作用。

甘味食物　如蜂蜜、饴糖、薏米、南瓜、甘蔗、西瓜等，具有缓急和中、补虚扶正等作用。

辛味食物　如辣椒、葱、姜、紫苏、茴香、砂仁、酒等，具有辛香发散、行气理血等作用。

咸味食物　如大麦、紫菜、海带、蟹、鸭、盐等，具有滋阴润燥、软坚散结等作用。

人体的九种体质

　　人体体质由先天遗传、后天获得所决定，与心理性格、生存环境、生活习惯等因素密切相关，而且具有明显的个体差异。个体体质的不同，表现为生理状态下对外界刺激的反应和适应上的差异，以及发病过程中对某些治病因子的易感性和疾病发展的倾向性。因此，对体质的辨识不仅有助于分析疾病的发生和演变，而且能为食材搭配提供思路，提高养生的效果。

平和质

总体特征　阴阳气血调和，以体态适中、面色红润、精力充沛为主要特征。

形体特征　体形匀称健壮。

常见表现　面色、肤色润泽，头发稠密有光泽，目光有神，鼻色明润，嗅觉灵敏，唇色红润，不易疲劳，耐受寒热，睡眠良好，胃纳佳，二便正常，舌淡红，苔薄白，脉和缓有力。

心理特征　性格随和开朗。

发病倾向　平素患病较少。

适应能力　对自然环境和社会环境适应能力较强。

气虚质

总体特征　元气不足，以疲劳、气短、自汗等气虚表现为主要特征。

形体特征　肌肉松软不实。

常见表现　平素语音低弱，短气懒言，精神不振，容易疲乏，易汗出，舌淡红，边有齿痕，脉弱。

心理特征　性格内向，不喜冒险。

发病倾向　易患感冒、内脏下垂等疾病，病后康复缓慢。

适应能力　不耐受风、寒、暑、湿等外邪。

阳虚质

总体特征　阳气不足，以畏寒怕冷、手足不温等虚寒表现为主要特征。

形体特征　肌肉松软不实。

常见表现　平素畏冷，手足不温，喜热饮食，精神不振，舌淡胖嫩，脉沉迟。

心理特征　性格多内向、沉静。

发病倾向　易患痰饮、肿胀、泄泻等疾病，感邪易从寒化。

适应能力　耐夏不耐冬，易感风、寒、湿邪。

阴虚质

总体特征　阴液亏少，以口干咽燥、手足心热等虚热表现为主要特征。

形体特征　体形偏瘦。

常见表现　手足心热，口干咽燥，鼻微干，喜冷饮，大便干燥，舌红少津，脉细数。

心理特征　性情急躁，外向好动。

发病倾向　易患虚劳、失精、不寐等疾病，感邪易从热化。

适应能力　耐冬不耐夏，易感暑、热、燥邪。

痰湿质

总体特征　痰湿凝聚，以形体肥胖、腹部肥满、口黏苔腻等痰湿表现为主要特征。

形体特征　体形肥胖，腹部肥满松软。

常见表现　面部皮肤油脂较多，多汗且黏，胸闷，痰多，口黏腻或发甜，喜食肥甘，苔腻，脉滑。

心理特征　性格温和、稳重，多善于忍耐。

发病倾向　易患消渴、中风、胸痹等疾病。

适应能力　对梅雨季节及湿重环境适应能力差。

湿热质

总体特征 湿热内蕴，以面垢油光、口苦、苔黄腻等湿热表现为主要特征。

形体特征 形体中等或偏瘦。

常见表现 面垢油光，易生痤疮，口干口苦，身重困倦，大便黏滞不爽或燥结，小便短黄，男性易阴囊潮湿，女性易带下增多，舌质偏红，苔黄腻，脉滑数。

心理特征 容易心烦急躁。

发病倾向 易患疮疖、黄疸、热淋等疾病。

适应能力 对夏末秋初湿热气候、湿重或气温偏高环境较难适应。

血瘀质

总体特征 血行不畅，以肤色晦暗、舌质紫黯等血瘀表现为主要特征。

形体特征 胖瘦均见。

常见表现 肤色晦暗，色素沉着，容易出现瘀斑，口唇黯淡，舌黯或有瘀点，舌下络脉紫黯或增粗，脉涩。

心理特征 易烦，健忘。

发病倾向 易患癥瘕及痛证、血证等。

适应能力 不耐受寒邪。

气郁质

总体特征 气机郁滞，以神情抑郁、忧郁脆弱等气郁表现为主要特征。

形体特征 体形多偏瘦。

常见表现 神情抑郁，情感脆弱，烦闷不乐，舌淡红，苔薄白，脉弦。

心理特征 性格内向，敏感多虑，情绪不稳。

发病倾向 易患脏躁、梅核气、百合病、郁证等疾病。

适应能力 不适应阴雨天气，对精神刺激适应能力差。

特禀质

总体特征 先天失常，以生理缺陷、过敏反应等为主要特征。

形体特征 过敏体质者一般无特殊形体；先天禀赋异常者或有畸形，或有生理缺陷。

常见表现 过敏体质者常见哮喘、风团、鼻塞、喷嚏等；遗传性疾病者有垂直遗传、先天性、家族性特征。

心理特征 随禀赋不同而异。

发病倾向 过敏体质者易患哮喘、荨麻疹等过敏性疾病；遗传性疾病如血友病、先天愚型等。

适应能力 适应能力差，过敏体质者容易对外界环境因素产生过敏，易引发宿疾。

第二章

谷物和豆类

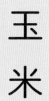

玉米

玉米是粗粮中的保健佳品，维生素含量很高，为稻米、小麦的5~10倍，且含有丰富的不饱和脂肪酸，其中亚油酸含量高达60%以上。在当今被证实有效的50余种营养保健物质中，玉米含有7种：钙、谷胱甘肽、维生素、镁、硒、维生素E和脂肪酸。

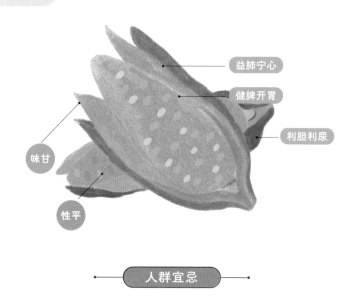

益肺宁心

健脾开胃

利胆利尿

味甘

性平

人群宜忌

❶ 适宜脾胃气虚、气血不足者食用，营养不良、动脉粥样硬化、高血压、高脂血症、冠心病、肥胖、脂肪肝、习惯性便秘、慢性肾炎水肿、胆结石、维生素A缺乏者适宜食用。

❷ 干燥综合征、糖尿病、更年期综合征且属阴虚火旺者，不宜食用爆玉米花，否则易助火伤阴。

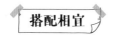

搭配相宜

食材	功效
玉米+草莓	可防雀斑
玉米+松子	辅助治疗脾肺气虚、干咳少痰、皮肤干燥等
玉米+洋葱	生津止渴，辅助降血压，降血脂，抗衰老

选购事宜

◆ 查看外皮及须是否新鲜，籽粒是否饱满，存放时间过长会丢失部分营养物质及水分，口感变差。新鲜的嫩玉米应该保留外皮，冷藏或阴凉处存放。

食用建议

1　玉米的营养集中在胚尖，吃玉米时应把玉米粒的胚尖全部吃掉。

2　玉米蛋白质中缺乏色氨酸，单一食用玉米易发生癞皮病，以玉米为主食的地区应多吃豆类食品。

3　玉米宜熟吃，尽管烹调损失了部分维生素C，但却可获得其中抗氧化剂的活性，更有营养价值。

大米

大米被誉为"五谷之首"，主要成分为淀粉、蛋白质、脂肪、矿物质，含少量的B族维生素、多种有机酸类及糖类；其蛋白质的生物价和氨基酸的构成比例比小麦、大麦、小米、玉米等禾谷类作物高，消化率66.8%~83.1%，是谷类中蛋白质含量较高的一种。

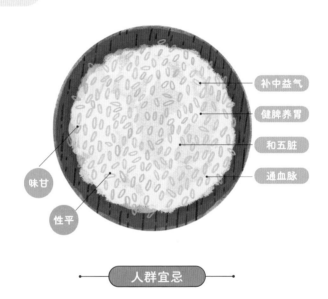

补中益气

健脾养胃

和五脏

通血脉

味甘

性平

人群宜忌

❶ 适宜一切体虚之人、高热之人、久病初愈者、女性产后、老年人、婴幼儿等消化能力较弱者，煮成稀粥调养食用。

❷ 糖尿病患者不宜多食。

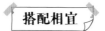

搭配相宜

食材	功效
大米+山药	健脾益胃，助消化
大米+银耳	滋阴润肺，生津止渴
大米+燕窝	可平和五脏，更可滋阴补气

选购事宜

◆ 认真观察米粒颜色，表面呈灰粉状或有白道沟纹的米是陈大米，其量越多说明大米越陈。同时，捧起大米闻一闻气味是否正常，如有霉味说明是陈大米。

食用建议

1 大米做成粥更易于消化吸收，但制作大米粥时不要放碱，因为大米是人体维生素B_1的重要来源，碱破坏大米中的维生素B_1，造成维生素B_1缺乏，严重者会导致"脚气病"。

2 用大米制作米饭时要"蒸"，不要"捞"，因为捞饭会损失掉大量维生素。

3 建议几种米混搭同煮食用，如60%东北米、40%糯米同煮，做出来的饭更香、更黏，口感更佳。

小麦是三大谷物之一，富含淀粉、蛋白质、脂肪、钙、铁、维生素B_1、维生素B_2、烟酸、维生素A及维生素C等，营养物质含量因品种和环境条件不同而有所差别。北方干旱气候区产的小麦蛋白质高达14%~20%，面筋强而有弹性；南方潮湿气候区产的小麦蛋白质占8%~10%，面筋差。

小麦

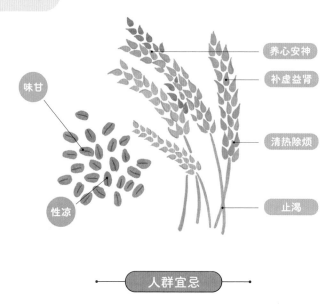

养心安神

补虚益肾

味甘

清热除烦

性凉

止渴

人群宜忌

❶ 适宜心血不足的失眠多梦、心悸不安、多呵欠、喜悲伤欲哭者，脚气病、末梢神经炎患者，以及体虚自汗、盗汗、多汗者食用，也适宜妇人回乳时食用。

❷ 糖尿病患者不宜食用。

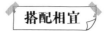

搭配相宜

食材	功效
小麦+大枣	补虚敛汗，可改善自汗、盗汗
小麦+黄芪	改善气虚自汗

选购事宜

◆ 选购面粉时需要注意面粉白度、面筋强度等方面。白度越高的面粉品质越好，但由于其加工精细，营养成分保留并不完整；面筋强度代表面粉蛋白质含量高低，方便根据不同需要选择不同面筋强度的面粉。

食用建议

1　精白面粉缺乏膳食纤维等营养成分，长期食用不利健康，麦胚或麦麸可填补精白面粉的缺陷，将精白面粉和麦胚或麦麸混合食用，可以增加面粉的营养价值，也可将全麦粉加入做面包用的生面团里或直接制作早餐食品或奶油甜点。

2　存放时间适当长些的面粉比新磨的面粉品质好，民间有"麦吃陈，米吃新"的说法，且面粉与大米搭配更能均衡营养。

燕麦

燕麦在华北地区称为莜麦，西北地区称为玉麦，东北地区称为铃铛麦，是一种低糖、高能、高营养食品。据研究，燕麦粗蛋白质含量高，磷、铁、钙等矿物质含量均名列前茅，且蛋白质的氨基酸组成比较全面，人体必需的8种氨基酸含量均居首位。此外燕麦粉中还含有谷类中均缺少的皂苷（人参的主要成分）。

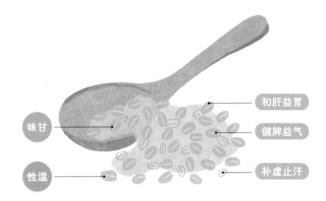

味甘

性温

和肝益胃

健脾益气

补虚止汗

人群宜忌

❶ 适宜产妇、婴幼儿、中老年人及空勤、海勤人员食用。

❷ 适宜慢性病患者，高血压、高脂血症、动脉硬化、脂肪肝、糖尿病、浮肿者、习惯性便秘者食用。

❸ 适宜体虚自汗、多汗、易汗、盗汗者食用。

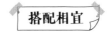

搭配相宜

食材	功效
燕麦+牛奶	利于蛋白质、膳食纤维等营养物质的吸收
燕麦+山药	健脾益气，益寿延年
燕麦+南瓜	益肝和胃，润肠通便，辅助降压降脂

选购事宜

◆ 区别"燕麦片"与"麦片"，燕麦片的原料为燕麦，而麦片的原料为小麦、玉米、大麦等，燕麦只占小部分，甚至根本不含燕麦。

◆ 纯燕麦片仅有燕麦特有的淡淡清香，没有甜味，口感黏腻且较粗糙。

食用建议

1 燕麦的常见吃法是将其加工成燕麦片，与牛奶、什锦等混合食用，也可磨成燕麦粉，制成饼、糕、馍等单独食用。

2 我国晋西北地区燕麦的吃法较多，多是制成燕麦面单独食用，如刨花状的"猫耳朵窝窝"、长条状的"鱼鱼"，也可与山药泥、小米混合食用，等等。

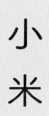

小米又称粟米，是中国古代的"五谷"之一，也是我国北方人的主要粮食之一。小米的蛋白质含量达9.7%，高于大米，且蛋白质质量优于大米、小麦和玉米，还含有丰富的钙、铁、维生素、胡萝卜素等营养物质，具有很高的营养价值。在北方，女性生育后有用小米加红糖熬粥来调养身体的传统，小米粥有"代参汤"之美称。

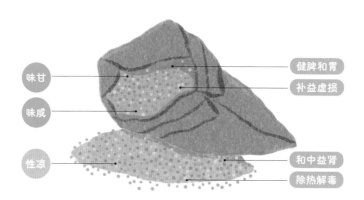

味甘

味咸

性凉

健脾和胃

补益虚损

和中益肾

除热解毒

人群宜忌

❶ 小米适宜脾胃虚弱、反胃呕吐、精血受损、食欲不振者食用，是老人、产妇宜用的滋补品。

❷《本草纲目》："粟之味咸淡，气寒下渗，肾之谷也。肾病宜食之……降胃火，故脾胃之病宜食之。"

❸ 气滞者不宜食用；素体虚寒、小便清长者少食。

搭配相宜

食材	功效
小米+桑葚	保护心血管健康
小米+红糖	健脾胃，益气血

选购事宜

◆ 优质小米米粒大小、颜色均匀，呈乳白色、黄色或金黄色，有光泽，很少有碎米，无虫，无杂质。

◆ 优质小米有清香味，无异味；变质小米手捻易碎，闻起来有霉味或其他异味。

食用建议

1　小米粥不宜太稀薄；淘米时不要用手搓，忌长时间浸泡或用热水淘米。

2　小米的蛋白质中赖氨酸过少而亮氨酸过多，所以不能完全以小米为主食，应注意搭配，避免缺乏其他营养。

3　小米可蒸饭、煮粥，磨成粉后可单独或与其他面粉掺和制作饼、窝头、糕等，糯性小米还可酿酒、酿醋、制糖等。

赤小豆

每100克赤小豆含蛋白质20.7克、脂肪0.5克、碳水化合物58克、粗纤维4.9克、钙67毫克、磷305毫克、铁5.2毫克，还含有其他多种营养成分，是人们生活中不可缺少的高营养、多功能的杂粮。赤小豆小而色赤，有"行津液、利小便、消胀、除肿"的功能，被李时珍称为"心之谷"。

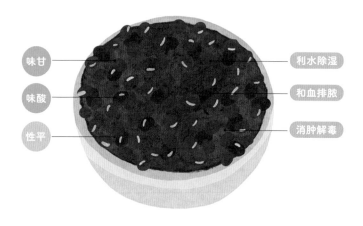

味甘　　　　　　　　　　　　　利水除湿

味酸　　　　　　　　　　　　　和血排脓

性平　　　　　　　　　　　　　消肿解毒

人群宜忌

❶ 适宜各类型水肿者，包括肾脏性水肿、心脏性水肿、肝硬化腹水、营养不良性水肿等。

❷ 适宜女性产后缺乳、肥胖症者食用。

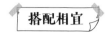

搭配相宜

食材	功效
赤小豆+鲤鱼或鲫鱼或黄母鸡	增加利水消肿能力，有助于改善怀孕后期产生的水肿
赤小豆+冬瓜皮+红糖	有助于缓解体虚浮肿

选购事宜

- 优质赤小豆颗粒饱满，均匀整齐，气微，嚼之有豆腥味；劣质赤小豆颗粒瘦瘪，受潮者质地偏软，有酸味或霉味。
- 赤小豆与相思豆外形相似，相思豆外形特征为半粒红半粒黑，误食相思豆易引起中毒，不可混淆。

食用建议

1　赤小豆直接加水煮不易煮烂，必须先以冷水浸泡5小时以上，然后与其他食材同煮，赤小豆的美味才会真正释放出来。

2　赤小豆宜与其他谷类食品混合食用，可制成豆沙包、豆饭、豆粥，与糯米混合做成粽子等；赤小豆食品宜用糖调味，不宜用盐，否则会降低其利水的功效。

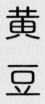

黄豆

黄豆营养价值很高，蛋白质含量达35%~42%，其组成包含人体必需的8种氨基酸，富含维生素A、B族维生素、维生素D、维生素E、卵磷脂、脂肪酸，以及铁、镁、钼、锰、铜、锌、硒等矿物元素，被誉为"豆中之王"，是数百种天然食物中最受营养学家推崇的食物。黄豆中还富含异黄酮，有一定的抗癌作用。

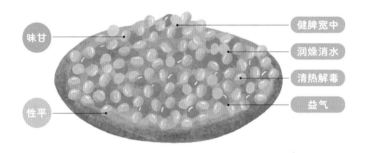

味甘

性平

健脾宽中

润燥消水

清热解毒

益气

人群宜忌

❶ 适宜少年儿童、更年期女性、糖尿病患者、心脑血管疾病患者、脑力工作者及肥胖人群。

❷ 患有严重肝病、肾病、痛风、慢性消化道疾病、低碘者不宜食用；患疮痘期间不宜吃黄豆及其制品。

搭配相宜

食材	功效
黄豆+赤小豆+扁豆煮	健脾祛湿,利尿消肿
黄豆+猪蹄	舒络通乳,补气养血

选购事宜

◆ 选购黄豆需要注意"三看一闻",即看色泽、看质地、看干湿度、闻气味。优质黄豆有光泽,颗粒饱满均匀,无破损,质地坚硬,口嚼发声清脆,有黄豆特有的豆腥味。

食用建议

1 黄豆的吃法很多,不仅可以直接用来炖菜,还可用来制作糕、饼等小吃,还可用来加工各种豆制品,如豆浆、腐竹、豆腐、豆芽等。

2 鲜嫩的黄豆别具风味,可将豆粒剥出与瘦肉炒食,也可将豆杆连豆荚一同入锅煮熟,剥食豆粒,俗称毛豆角。

3 黄豆有腥味,烹炒时滴几滴黄酒,再放入少许盐,或在烹炒之前用凉盐水洗一下,可减少豆腥味。

4 生大豆含有不利健康的抗胰蛋白酶和凝血酶,所以大豆要煮熟后食用,不宜食用生、夹生黄豆,也不宜干炒食用。

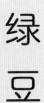

绿豆

绿豆又名青小豆，按种皮颜色分为青绿、黄绿、墨绿三大类，以浓绿而富有光泽、粒大整齐、形圆、煮之易酥者品质最好。绿豆蛋白质含量几乎是粳米的3倍，多种维生素、钙、磷、铁等营养成分都比粳米多，不仅具有良好的食用价值，还具有非常好的药用价值，有"济世之良谷"之说。

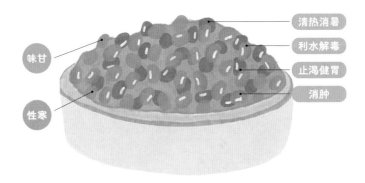

味甘

性寒

清热消暑

利水解毒

止渴健胃

消肿

人群宜忌

❶ 尤其适宜中毒、疮疖痈肿、丹毒、高血压、水肿、红眼病患者食用。

❷ 适宜湿热天气或中暑时，有烦躁闷乱、咽干口渴症状者食用。

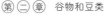

搭配相宜

食材	功效
绿豆+南瓜	清热解毒，温胃止渴，补中益气
绿豆+百合	养心除烦，解毒消肿，健脾益胃
绿豆+木耳	清热补血，润肺生津，益气除烦

选购事宜

◆ 选购绿豆遵循"三看一闻"的原则即可。品种以煮易烂，无石豆，入口化渣，口感好的安岳油绿豆、中绿一号、三益绿豆为好。

食用建议

1　服药特别是服温补药时，不宜吃绿豆食品，以免降低药效。

2　绿豆不宜煮得过烂，以免破坏有机酸和维生素，降低清热解毒功效。但未煮烂的绿豆有强烈腥味，食后易引起恶心、呕吐等不适。

3　绿豆忌用铁锅煮，因绿豆中含有单宁，在高温条件下遇铁会生成黑色的单宁铁，食用不利于人体健康。

蚕豆

蚕豆蛋白质含量25%~28%，仅次于日常食用豆类中的大豆，且氨基酸种类齐全，还含有大量钙、钾、镁、维生素C等营养物质。按籽粒大小可分为大粒蚕豆、中粒蚕豆、小粒蚕豆三种类型。蚕豆种皮含有凝缩类单宁，影响食用价值，一般是种皮颜色愈深单宁含量愈多，因此宜选购种皮浅色或白色的蚕豆。

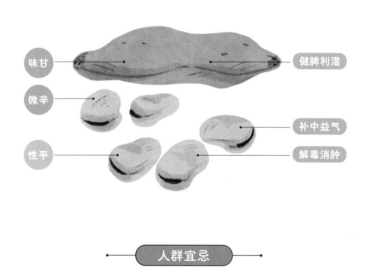

味甘   健脾利湿

微辛

补中益气

性平   解毒消肿

人群宜忌

❶ 老人、考试期间的学生、脑力工作者，以及高胆固醇、便秘者宜多食用。

❷ 遗传性血红细胞缺陷症、痔疮出血、慢性结肠炎、尿毒症患者不宜食用；蚕豆过敏者禁止食用。

❸ 中焦虚寒者不宜食用，儿童不宜多食，易诱发蚕豆病。

搭配相宜

食材	功效
蚕豆+枸杞子	清肝去火
蚕豆+韭菜	助消化，消除腹胀

选购事宜

◆ 购买去荚蚕豆粒时，外表浅绿色者较为新鲜，若是表皮有变黑迹象，说明豆粒不新鲜或变质；购买带荚蚕豆只需注意豆荚新鲜即可。

◆ 购买老蚕豆应选择粒大色浅的品种，同时也应注意种皮是否有光泽、变色，是否有虫蛀、受潮、霉变。

食用建议

1 蚕豆食用方法很多，可煮、炒、油炸、做汤；炒或油炸老蚕豆时需要提前浸泡或煮熟，否则不易熟透，坚硬难咬；老蚕豆制成豆瓣酱、麻辣胡豆等特色食品，还可制成粉，用于加工豆沙、糕点等食品。

2 蚕豆不可生吃，否则易引起急性溶血；蚕豆制成蚕豆芽，味道更鲜美，而且不易引起腹胀。

3 蚕豆既可在青嫩时食用，也可老后烹食；食用青蚕豆有季节性，在我国西南、中部等大部分地区主要是6~7月，在气候较炎热的地区11月也能见到青蚕豆；食用老蚕豆不受季节影响。

芝麻

芝麻又名脂麻，"芝"与"脂"同音，名字与其含油量高有关。古人认为"八谷之中，惟此为良"，长期食用有防治疾病、延年益寿的作用。芝麻含有大量人体必需的脂肪酸，其中亚油酸含量高于油菜、花生，还含有维生素E、维生素B₁、钙质等营养物质。芝麻有黑白两种，食用以白芝麻为好，补益药用则以黑芝麻为佳。

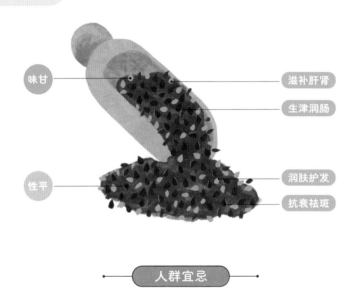

味甘

性平

滋补肝肾

生津润肠

润肤护发

抗衰祛斑

人群宜忌

❶ 适宜肝肾不足所致的眩晕、眼花、视物不清、腰酸腿软、耳鸣耳聋、发枯发落、头发早白之人食用。

❷ 适宜贫血、高脂血症、高血压、荨麻疹、习惯性便秘、糖尿病、痔疮及女性产后乳汁缺乏者食用。

❸ 患有慢性肠炎、便溏腹泻、阳痿、遗精者不宜食用。

搭配相宜

食材	功效
芝麻+冰糖	补肾益气，润肺生津
芝麻+核桃	补肝肾，益精血

选购事宜

◆ 选购黑芝麻需要鉴别是否为染色芝麻。染色芝麻经过浸染，往往胚乳也被染为黑色，因此观察籽粒断口有助于判断真假；湿手抓捏，或用湿纸巾擦拭染色芝麻会发现掉色痕迹；真黑芝麻有香味，不苦。染色黑芝麻不仅不香，还有异味，口尝发苦。

食用建议

1 芝麻外面有一层稍硬的膜，只有把它碾碎，营养素才能被有效吸收，宜炒熟磨粉食用，不可炒煳。

2 用铜制器皿（必须）盛芝麻油（香油）烧热，烹制苍耳子至黄，取油密封备用，棉签蘸取点鼻可缓解慢性鼻炎，仅用香油点鼻也有效。

薏米

薏米又名薏苡仁，是禾本科植物薏苡的成熟种仁，多生长在屋旁、池塘、河边或阴湿山谷中，我国各地多有栽培。薏米不仅含有多种维生素和矿物质，还含薏苡仁油、薏苡仁酯、多种氨基酸等成分，既有很高的营养价值，也有很高的药用价值，被誉为"世界禾本科植物之王""生命健康之禾"。在日本被收录为防癌食品。

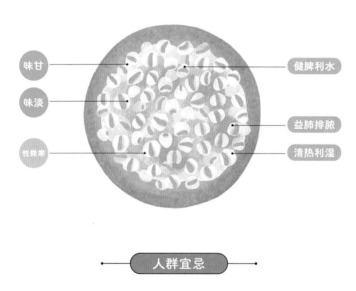

味甘

味淡

性微寒

健脾利水

益肺排脓

清热利湿

人群宜忌

❶ 一般人群均可食用。

❷ 适宜关节炎、急慢性肾炎水肿、面浮肢肿、脚气病、浮肿者，以及痤疮患者食用。

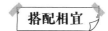

搭配相宜

食材	功效
薏米+板栗+鸡肉	补肾益胃，利湿止泻
薏米+人参+茯苓	渗除脾湿，健脾止泻

选购事宜

◆ 购买薏米时需要注意薏米的色泽、气味、干湿度几个方面：质量好的薏米颗粒饱满均匀，呈白色或黄白色，色泽均匀，有粉质感，闻起来有淡淡的清香，籽粒干燥，牙咬能发出清脆的响声，味道甘甜或微甜。存放时间过长的薏米，色泽及粉质感变差，受潮后常变为黑色或带小黑点，不要购买食用。

食用建议

1　薏米煮粥、做汤均可，夏秋季和冬瓜、红豆煮汤，既可佐餐食用，又能清暑利湿；薏米粉搅鲜奶食用可起到美容养颜的效果。

2　生薏米煮汤服食，长于利水渗湿；用于健脾益胃，治脾虚泄泻则须炒熟食用。

3　薏米较难煮熟，需浸泡2~3个小时再煮。

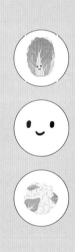

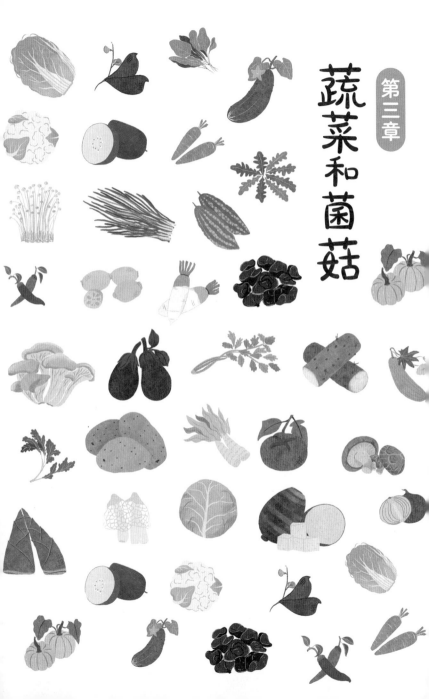

第三章

蔬菜和菌菇

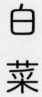

白菜有"菜中之王"的美名，按种植时间大致可分为春白菜、夏白菜、秋冬白菜3种，又按叶柄色泽可分为白梗和青梗两种类型。白菜的水分约占95%，热量很低，含有丰富的矿物质、维生素、粗纤维等营养成分，其中锌的含量高于肉类和蛋类，也是维生素C的很好来源。白菜味道鲜美可口，营养丰富，是餐桌上的常见菜肴，在我国北方有"冬日白菜美如笋"之说。

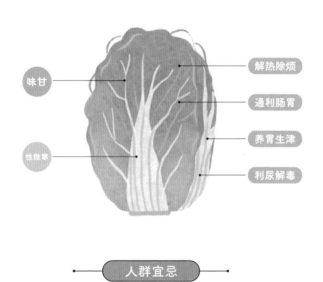

味甘

性微寒

解热除烦

通利肠胃

养胃生津

利尿解毒

人群宜忌

❶ 一般人群均可食用。尤其适合肺热咳嗽、便秘、肾病患者食用。

❷ 大白菜性偏寒凉，胃寒腹痛、大便溏泄及寒痢者不可多食。

搭配相宜

食材	功效
白菜+豆腐	营养互补，相得益彰
白菜+粳米	用于肺热咳嗽，大便秘结

选购事宜

◆ 优质白菜菜叶新鲜、嫩绿，菜帮洁白，包裹得较紧密、结实；菜叶颜色偏淡的白菜口感细嫩，味道甘甜，而青色的白菜口感稍粗，味道有所不同；购买时尽量挑选个大、紧实的白菜，这种白菜养分积累较多，可食用部分也多。

食用建议

1　白菜宜顺丝切更容易煮熟；白菜在沸水中焯烫时间不宜过长，控制在20~30秒为好，否则不仅造成营养流失，还影响口感。

2　白菜根具有清热利水、解表散寒、养胃止渴的功效，将白菜根洗净切片与生姜、葱白等煎汤服用，可用于缓解感冒初期恶寒发热、胃热阴伤等症。

3　腐烂的白菜含有亚硝酸盐等毒素，食后易引起中毒，甚至有致癌风险，不宜食用。

4　购买的白菜难免受到农药、肥料污染，宜清洗干净后再食用，最好用流动水冲洗，可有效减少农药残留。

圆白菜

圆白菜水量含量约90%，富含维生素C、维生素B$_6$、叶酸和多种矿物质，营养价值与大白菜相当。市场上还可见到紫色的圆白菜，其营养成分和功能与普通圆白菜基本相同，但紫圆白菜富含花青素，有更强的抗氧化、抗衰老的作用，还具有特殊香味，更适合拌色拉或用作西餐配菜。

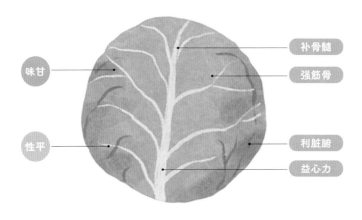

味甘

性平

补骨髓

强筋骨

利脏腑

益心力

人群宜忌

❶ 一般人群均可食用。尤其适宜动脉粥样硬化患者，肥胖者、孕妇及消化道溃疡者均宜食用。

❷ 皮肤瘙痒性疾病、眼部充血患者不宜食用。

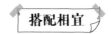

搭配相宜

食材	功效
圆白菜+西红柿	酸甘开胃、益气生津
圆白菜+黑木耳	补肾壮骨、填精健脑

选购事宜

- 购买时挑选结球坚实、包裹紧密、手感沉实、质地脆嫩、色泽黄白或青白者为好。
- 切开的圆白菜容易变质，从外层按顺序剥取食用能延长保存时间，也可以用保鲜膜包好放入冰箱冷藏保存。

食用建议

1　圆白菜可用于炒、炝、拌、煮，有多种吃法，做法简单，风味各异。

2　烹调圆白菜不宜加太多的调味品，尤其是煮汤时，清淡的调味更容易享受到其香甜的美味。紫圆白菜颜色艳丽，有特殊香味，更适宜用于拌色拉或作为配菜；炒或煮紫圆白菜时，提前滴少许白醋，可避免其加热后变成黑紫色。

菜花

菜花是十字花科甘蓝的变种，我国各地均有种植且四季均有。菜花的食用部分为短缩、肥嫩的花蕾、花枝、花轴等聚合而成的花球，是一种粗纤维含量少，品质鲜嫩，营养丰富，风味鲜美，广受欢迎的蔬菜。菜花常见有白色和绿色两个变种，绿色者又叫西蓝花，它们性味功用相同，营养成分相似，但西蓝花品质优于白色菜花。据研究，西蓝花营养成分综合指数位居同类蔬菜之首，被誉为"蔬菜皇冠"。

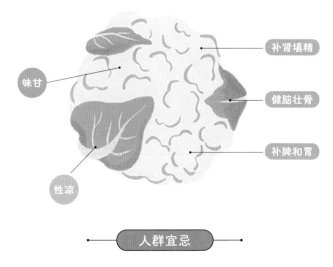

味甘

性凉

补肾填精

健脑壮骨

补脾和胃

人群宜忌

一般人群均可食用。尤其适宜口干口渴、消化不良、食欲不振、大便干结、肥胖者及生长发育期的儿童食用。

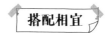

搭配相宜

食材	功效
菜花+玉米	健脾益胃，助消化，抗衰老
菜花+蘑菇	肠胃，壮筋骨，降血脂
菜花+西红柿	健胃消食，生津抑癌

选购事宜

◆ 挑选菜花应遵循一看、二摸、三掂、四捏的原则：一看色泽是否新鲜亮丽，看球茎大小，球茎大的更好；二摸花球表面有没有凹凸；三用手掂一掂两个同样大小花球的重量，轻的更好；四用指头捏一捏花茎，如果硬，说明比较老。

◆ 菜花宜挑选花球乳白、坚实、花柱细、肉厚而脆嫩、无虫伤、无机械伤、不腐烂、花球附有两层青叶的为好；花球松散、颜色变黄、散发异味，甚至发黑或枯萎的质量较差。

食用建议

1　菜花常有残留的农药，还容易生菜虫，所以在吃之前，可将菜花放在盐水里浸泡几分钟，菜虫就跑出来了，还有助于去除残留农药。

2　烹调菜花时，可加入适量柠檬汁、醋、蜂蜜、糖浆或果酱掩盖其本身的苦味，使口感更好；食用时充分嚼碎更有利于营养的吸收。

辣椒

辣椒果实呈圆锥形或长圆形，未成熟时呈绿色，成熟后变成鲜红色、黄色或紫色，以红色最为常见。辣椒含有丰富的营养物质，每100克青椒含维生素C最高达342毫克，在蔬菜中居第一位；干辣椒则富含维生素A。全世界有2000多种辣椒，国内著名的有朝天椒、七星椒、小米椒、牛角海椒等。

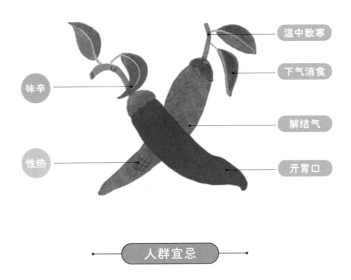

味辛

性热

温中散寒

下气消食

解结气

开胃口

人群宜忌

❶ 一般人群均可食用。适当食用辣椒可以刺激味蕾，增进食欲，促进消化，尤其适宜脾胃虚寒、食欲不振的人群食用。

❷ 辣椒辛辣，以下人群不宜食用：痔疮、眼病、慢性胆囊炎以及肠胃功能不佳者，孕产妇、口腔溃疡者和高血压患者也不宜多食。

搭配相宜

食材	功效
辣椒+小虾	开胃消食，益智壮阳，适宜食欲不振、腰膝酸软者
辣椒+苦瓜	寒热制约，开胃适口，有美容养颜、抗衰老的功效

选购事宜

◆ 挑选鲜辣椒时要注意果形与颜色，如颜色有鲜绿、深绿、红、黄之分，品质上要求果形完整，大小均匀，果皮坚实，肉厚质细，脆嫩新鲜，无裂口、虫咬、斑点，不软、不冻、不烂；一般以辣味较强者为质优，甜椒则以味甜为好。

食用建议

1 辣椒宜与粗粮和凉性食物搭配食用，可有效降低辣椒的辛燥性；食用辣椒后再食用甜食可帮助解辣，也可多喝水或食用水果。

2 辣椒中的辣椒素沾在手上会产生刺激症状，切辣椒后手辣痛，用白酒、食醋或食盐擦洗，即可缓解症状；如果是手工制作大量剁椒，则需戴橡胶手套，避免长时间直接接触。

西红柿

西红柿含有多种维生素、矿物质等营养成分，其维生素P含量在各种蔬菜中首屈一指，是既营养又美味的蔬菜之一。西红柿中含有抗癌、抗衰老及祛斑的成分，因此又被称作"美容佳蔬"。市场上如拇指大小的红色西红柿，又叫圣女果，可以当水果生吃。

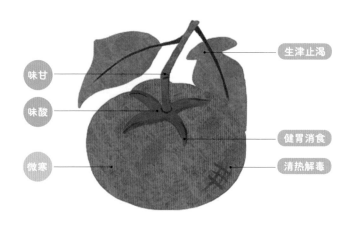

味甘

味酸

微寒

生津止渴

健胃消食

清热解毒

人群宜忌

❶ 尤其适宜热性病发热、食欲不振、习惯性牙龈出血、贫血、头晕、心悸、高血压、急慢性肝炎、急慢性肾炎、夜盲症和近视眼人群食用。

❷ 急性肠炎、细菌性痢疾及溃疡活动期的病人不宜食用。

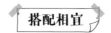

搭配相宜

食材	功效
西红柿+芹菜	健胃消食，辅助降血压
西红柿+鸡蛋	营养互补，开胃生津

选购事宜

- 正常生长的西红柿多在夏秋季节成熟，自然成熟的西红柿外观圆润，稍软但有弹性，根蒂部位稍微带青色，籽色土黄，果肉红色，起沙、多汁，酸甜适中；反季节西红柿常使用催熟手段使之上市，这种西红柿果色红而均匀，手感较硬，难掰开，籽色多呈青色，汁少，内部结构明显，口感差，味较淡或发涩；激素催长的西红柿可见异常形态。
- 未成熟的西红柿含有大量"番茄碱"，食用易发生中毒，出现恶心呕吐、全身疲乏等症状，催熟西红柿宜存放一段时间或煮熟后食用。

食用建议

1. 西红柿生吃、熟吃均可，生吃可用作色拉及配菜，或者直接食用，熟吃可炒、煮汤等；生吃不宜一次食用太多，尤其是脾胃虚寒者及月经期间的女性，不宜空腹食用。
2. 西红柿不宜长时间高温加热，因高温会损坏番茄红素等成分，使其失去保健作用；烹调时稍加些醋，就能破坏其中的番茄碱。

黄瓜

黄瓜含有维生素B$_1$、维生素E、葫芦素、黄瓜酶等营养保健成分，具有抗肿瘤、抗衰老、减肥美容等作用。我国种植黄瓜主要类型有华北型、华南型。华北型果实较长，嫩果呈棍棒状，绿色，瘤密，多白刺，熟果黄白色，无网纹；华南型果实较短小，嫩果为绿、绿白、黄白色，瘤稀，多黑刺，味淡，熟果黄褐色，有网纹。

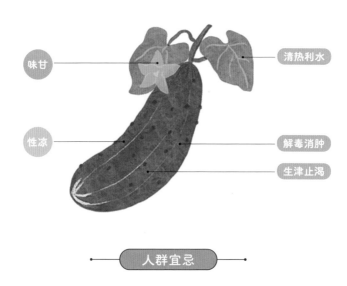

味甘　　　　　　清热利水

性凉　　　　　　解毒消肿

生津止渴

人群宜忌

❶ 适宜热证患者、肥胖、高血压、高血脂、水肿、嗜酒者多食，是糖尿病患者的首选食品之一。

❷ 黄瓜性味寒凉，脾胃虚弱、腹痛腹泻、肺寒咳嗽者应少吃或不吃。

搭配相宜

食材	功效
黄瓜+豆腐	清热解毒、利尿消肿，尤宜于高血压、肥胖症、水肿、暑热烦渴人群
黄瓜+猪肉	生津清热、滋阴润燥，尤宜于烦热消渴、阴虚干咳、体虚乏力人群

选购事宜

◆ 市场上销售的黄瓜品种很多，基本可分无刺、少刺、密刺三大类型：无刺型皮光无刺，色淡绿，瓜肉薄，瓜瓤较大，肉质稍软，水分多，品质较差；少刺型果面光滑少刺，皮薄肉厚，水分多，味鲜，带甜味；密刺型果面瘤密刺多，绿色，皮厚瓤小，肉质脆嫩，香味浓，品质最好。

食用建议

1　黄瓜当水果生吃，不宜过多；常吃黄瓜的人应同时食用其他蔬果，以保证营养均衡。

2　黄瓜尾部味苦，常被丢弃，而实际上该部位含有较多苦味素，苦味素有一定的抗癌作用，所以不宜把黄瓜尾部全部丢掉。

南瓜

南瓜的营养成分较为齐全，有较高的营养价值，嫩瓜中维生素C及葡萄糖含量比老瓜丰富，而老瓜中钙、铁、胡萝卜素含量较嫩瓜高。此外，南瓜中的多糖、活性蛋白等成分还有很好的保健作用。研究发现，南瓜籽不仅能驱虫消肿，还有利于防治前列腺疾病。

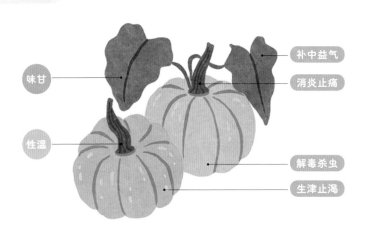

味甘

性温

补中益气

消炎止痛

解毒杀虫

生津止渴

人群宜忌

❶ 一般人群均可食用。尤其适宜久病气虚、脾胃虚弱、气短倦怠者，以及肥胖者、中老年人食用；蛔虫病、蛲虫病患者每日食用50克南瓜籽可获良效。

❷ 胃热中满者、湿热气滞者不宜食用。

搭配相宜

食材	功效
南瓜+绿豆	清热解暑，利水生津
南瓜+红枣	补脾益气，解毒止渴

选购事宜

- ◆ 购买嫩南瓜时，宜挑选表皮泛青、色泽新鲜、带梗的，这样的瓜水分含量高，表皮弄破会马上溢出黏液，适合炒或做汤。
- ◆ 购买老南瓜一般挑选外形完整、带梗、瓜棱深、表皮坚硬挂霜、手感沉实、拍打瓜身发出闷声的为好；切开的南瓜以瓜肉紧密光泽、瓜瓤金黄完好、瓜籽饱满、有清香味者为佳。

食用建议

1　南瓜不论老嫩，均可荤可素。嫩南瓜更适合炒、做汤，老南瓜更适合蒸、煮食用。南瓜烹调简单、多样，风味各异。

2　南瓜（老嫩均可）切块，清水煮成素汤，可加糖、蘸酱，或直接食用，是盛夏益气生津、消暑利湿的佳肴。

苦瓜

苦瓜夏秋季节采食，以色青未黄熟时最好，品种可分为短圆形、长形、条形三大类，广东江门出产的"杜阮凉瓜"远近闻名。苦瓜含有多种营养成分，其中每100克含维生素C 84毫克，在瓜类蔬菜中居第一位，仅次于所有蔬菜中的辣椒。苦瓜味苦、性寒，可泻六经实火，具有清暑益气之功，不仅是夏季佳蔬，还是一味良药。

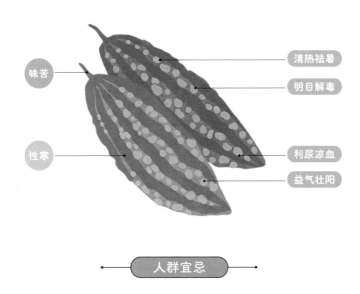

味苦

性寒

清热祛暑

明目解毒

利尿凉血

益气壮阳

人群宜忌

❶ 一般人群均可以食用。适宜暑热伤津、烦渴、疮疖、痱子及目赤红肿者食用。

❷ 苦瓜浆汁能刺激子宫收缩，引起出血，因此孕妇慎食苦瓜。

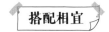

搭配相宜

食材	功效
苦瓜+猪肝	补肝明目，解毒防癌
苦瓜+茄子	益气壮阳，清心明目，解除疲劳
苦瓜+粳米+冰糖	清热解毒，清心明目

选购事宜

◆ 一般来说，果瘤越大越饱满，表示瓜肉越厚，苦味较弱；反之则瓜肉较薄，苦味更大。

◆ 苦瓜以外皮翠绿的为好，如果颜色发黄，表示已经过熟，口感会较差。单个重量在500克左右的最好。

食用建议

1　苦瓜烹调前先用凉水漂洗或食盐腌渍可减轻苦味，与辣椒同炒也能减轻苦味，而且苦瓜原味保持完整。

2　苦瓜性寒凉，一次不宜吃得过多，否则有损脾胃。

3　苦瓜煮水擦洗皮肤，可清热止痒、祛除痱子。

4　烹调苦瓜时宜大火快炒或凉拌食用，烹调时间过长，不但会影响口感，还会使水溶性维生素流失，减低营养价值。

5　鲜苦瓜去瓤，与茶叶同煮，悬挂阴干后，煮汤或开水冲泡代茶饮，可缓解中暑发热。

丝瓜

丝瓜又称吊瓜，所含各类营养在瓜类食物中均较高，富含B族维生素、维生素C等成分，具有较好的抗衰老、养颜美容功效，丝瓜汁因此有"美人水"之称。丝瓜还含有皂苷类物质、丝瓜苦味质、黏液质、木胶、瓜氨酸、木聚糖和干扰素等成分，具有防病治病、养身保健等特殊作用。

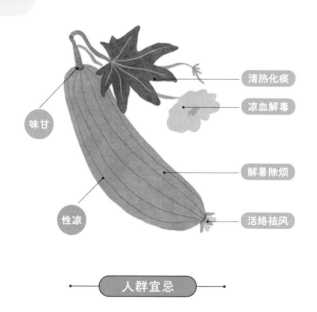

味甘

清热化痰

凉血解毒

解暑除烦

性凉

活络祛风

人群宜忌

❶ 一般人群均可食用。尤其适宜夏月暑热烦渴、伤津者，以及月经不调、身体疲乏、痰喘咳嗽、产后乳汁不通的女性食用。

❷ 体虚内寒、腹泻者不宜多食。

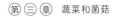

搭配相宜

食材	功效
丝瓜+鸡蛋	清热解毒，滋阴润燥，养血通乳
丝瓜+菊花	祛风化痰，清热解毒，凉血止血
丝瓜+猪蹄	养血通乳，滋润皮肤

选购事宜

◆ 常见的丝瓜有线丝瓜和胖丝瓜两种。线丝瓜细而长，购买时挑选瓜形挺直，大小适中，表面无皱，水嫩饱满，皮色翠绿，不蔫不伤者为好；胖丝瓜相对较短，两端大致粗细一致，购买时挑选皮色新鲜，大小适中，表面有细皱，并附有一层白色绒状物，无外伤为佳。

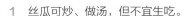

食用建议

1 丝瓜可炒、做汤，但不宜生吃。

2 丝瓜宜现切现做，即可避免营养成分丢失，又可避免丝瓜变黑。

3 丝瓜味道清甜，不宜用酱油、豆瓣酱等口味较重调料，以免抢味；也不宜加入鸡精、麻油，因其会使丝瓜变黑。

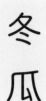

冬瓜

冬瓜肉厚，疏松多汁，味淡，嫩瓜和老瓜均可食用，其中含有蛋白质、糖类、胡萝卜素、多种维生素、钙、磷、铁、锌等物质，且钾含量明显高于钠，是典型的高钾低钠型蔬菜。冬瓜中还富含丙醇二酸，它能有效控制体内的糖类转化为脂肪，防止体内脂肪堆积，对防治高血压、动脉粥样硬化、减肥有良好的效果。

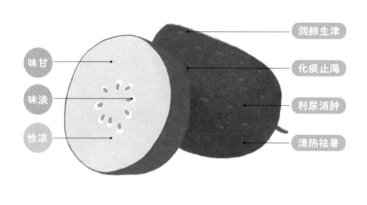

味甘　　味淡　　性凉

润肺生津　　化痰止渴　　利尿消肿　　清热祛暑

人群宜忌

❶ 适宜夏天气候炎热，心烦气躁、闷热不舒服时食用。

❷ 尤其适宜热证口干烦渴、小便不利、肾炎水肿、肝硬化腹水、高血压者食用。

❸ 脾胃虚弱、胃寒疼痛、久病滑泄、阳虚肢冷，以及女子月经来潮期间和痛经者不宜食用。

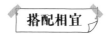

搭配相宜

食材	功效
冬瓜+鸡肉	清热消肿，减肥美容
冬瓜+海带	清热利尿，化痰生津，降压降脂
冬瓜+蘑菇	清热祛火，除痰止渴，滋补美容

选购事宜

- 黑皮冬瓜肉厚，口感好，可食率高；白皮冬瓜肉薄质松、易入味，但是煮久了容易成水状，口感变差；青皮冬瓜介于二者之间，挑选时，可以根据自己的需要选择。
- 冬瓜宜存放在干燥阴凉的地方，不宜擦掉瓜皮上的白霜。

食用建议

1　冬瓜性味甘凉，不宜生吃，可做汤、煨食，适宜夏季、初秋食用。

2　冬瓜皮的营养价值和利水消肿的能力不亚于甚至超过瓜肉，具有很高的保健和药用价值，因此吃冬瓜不宜削皮，最好连皮一起炖煮。

茄子

茄子含有蛋白质、脂肪、碳水化合物、维生素及钙、磷、铁等多种营养成分，尤其是其紫皮中含有丰富的维生素E和维生素P，具有较好的保健防病作用。茄子品种很多，按颜色可分为紫色、紫黑色、淡绿色、白色等，颜色越深的品种越好；按形状可分为圆茄、矮茄、长茄，其中紫色长茄子肉质细嫩松软，品质最好。

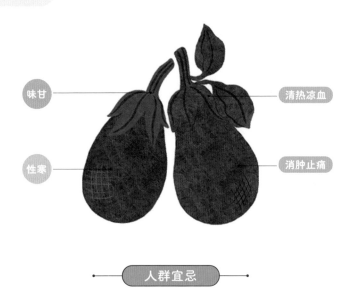

味甘

性寒

清热凉血

消肿止痛

人群宜忌

❶ 茄子性味甘寒，夏天食用有助于清热解暑，对于痱子、疮疖、大便干结、痔疮出血及湿热黄疸尤为适宜。

❷ 脾胃虚寒、腹泻便溏、哮喘者不宜多吃茄子；手术前吃茄子可能影响麻醉剂正常分解，延长苏醒时间，因此术前不宜食用茄子。

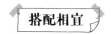

搭配相宜

食材	功效
茄子+黄酒	凉血祛风，消肿止痛
茄子+黄豆	益气养血，顺肠润燥，健脾消肿

选购事宜

- ◆ 选择颜色较深的紫茄、紫黑色茄子为佳，白色茄子品质最差；圆茄、矮茄、长茄中，又以籽少、肉质细嫩松软的长茄为最好。
- ◆ 在茄子的萼片与果实连接的地方，有一白色略带淡绿色的带状环，俗称"眼睛"，"眼睛"越大，表示茄子越嫩，"眼睛"越小，表示茄子越老。

食用建议

1 油炸茄子会造成维生素P大量损失，挂糊上浆后再炸能减少这种损失。

2 吃茄子不宜削皮，因为皮肉结合部位含有丰富营养。切忌生吃茄子，易导致中毒。秋后的老茄子也不宜多吃，因含有较多茄碱。

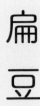

扁豆

扁豆的营养成分相当丰富，含有蛋白质、脂肪、糖类、钙、磷、铁及纤维素、维生素A原、维生素B_1、维生素B_2、维生素C等成分。扁豆中还含有血细胞凝集素，是一种具有显著抗肿瘤作用的特殊物质。扁豆的种子有白色、黑色、红褐色几种，其性味甘平而不甜，气清香而不窜，性温和而色微黄，与脾性最合。

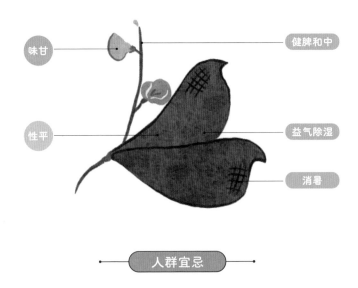

味甘　　　　　　　　　　　　　健脾和中

性平　　　　　　　　　　　　　益气除湿

消暑

人群宜忌

❶ 尤其适宜脾虚便溏、饮食减少、慢性久泄，以及女性脾虚带下、小儿疳积（单纯性消化不良）者食用。

❷ 夏季感冒夹湿、急性胃肠炎、消化不良、暑热头痛头昏、恶心、烦躁、口渴欲饮、心腹疼痛、饮食不香之人宜服食。

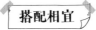

搭配相宜

食材	功效
扁豆+粳米	补中益气，解暑化湿
扁豆+豆腐	益气生津，清热明目
扁豆+山药	健脾强胃，除湿止泻

选购事宜

◆ 一般来说，宜挑选荚皮光亮、肉厚不显籽的嫩荚为宜；若荚皮薄、籽粒明显、光泽暗则已老熟。

◆ 白色扁豆干种子，有较高的食疗保健价值，以籽粒干燥饱满，无破损、虫蛀、霉变者为佳。

食用建议

1　扁豆嫩豆荚可烹炒、煮汤，荤素皆宜。

2　白扁豆与粳米、红枣、桂圆肉、莲心等煮成羹食用，是民间传统滋补佳品。

3　扁豆含有毒蛋白、凝集素及能引发溶血症的皂素，一定要煮熟食用，否则会导致中毒，出现头痛、头昏、恶心、呕吐等反应。

胡萝卜

胡萝卜肉质细密，质地脆嫩，有特殊的甜味，归肺、脾，具有健脾化滞、清凉降热润肠通便、增进食欲等功效，具有重要的价值。《本草纲目》记载其"安五脏，令人健食，有益无损"，有"小人参"之称。胡萝卜肉质根富含糖类、胡萝卜素及钾、钙、磷等营养成分，其中胡萝卜素的含量是番茄的5~7倍。胡萝卜素可转化为维生素A，对促进婴幼儿的生长发育及维持正常视觉功能具有十分重要的作用。胡萝卜含有丰富的膳食纤维，可增加肠胃蠕动。

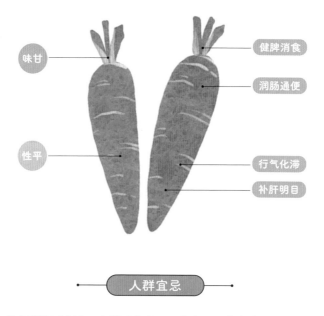

味甘　　性平

健脾消食　润肠通便　行气化滞　补肝明目

人群宜忌

一般人群均可食用。尤其适宜中风、高血压、夜盲症、干眼症患者及营养不良、食欲不振、皮肤粗糙人群食用。

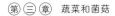

搭配相宜

食材	功效
胡萝卜+蜜枣	健脾生津，解毒润肺
胡萝卜+羊肉	温补脾胃，益肾助阳

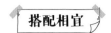 选购事宜

◆ 红色胡萝卜个头比黄色者细小，但胡萝卜素含量更高，味更甜，肉质也较脆，品质比黄色的好。紫色胡萝卜含有较多的番茄红素，营养丰富，品质也较好。

食用建议

1 胡萝卜有炒、烧、拌等不同吃法，也可做配料。

2 胡萝卜不宜生吃，凉拌时宜加入香油，使其中的维生素A等脂溶性营养成分充分析出，更利于人体吸收利用。

3 胡萝卜中含有维生素C分解酶，因此不宜与富含维生素C的蔬菜或水果一起食用。

4 存放在阴凉干燥处，避免潮湿，可保存6~8天。

5 以刷子轻轻刷除胡萝卜表面的泥污，削除表皮即可食用，用来煮汤、炒食都很适合。

萝卜

萝卜品种极多，按外皮颜色有白、红、青等多种，以白萝卜最为常见；按季节可分为春萝卜、秋萝卜和四季萝卜等。萝卜营养丰富，富含维生素C和多种微量元素，即可生吃又可烹制，具有很好的食用、医疗价值，民间甚至有"冬吃萝卜夏吃姜，不要医生开药方"之说。

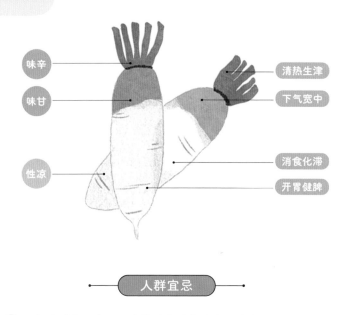

味辛

味甘

性凉

清热生津

下气宽中

消食化滞

开胃健脾

人群宜忌

❶ 一般人群均可食用。尤其适宜肺热咳嗽、吐痰黏稠、咽干口渴、头屑多、头皮痒者食用。

❷ 脾胃虚寒、消化不良、胃及十二指肠溃疡、慢性胃炎、单纯性甲状腺肿、先兆流产、子宫脱垂、体质较弱者不宜食用。

搭配相宜

食材	功效
萝卜+羊肉	消食顺气，助阳补精
萝卜+酸梅	消食化滞，顺气生津

选购事宜

◆ 生用萝卜味甜，肉质致密，脆嫩多汁；熟用萝卜含糖低，味淡薄，肉多为白色，肉质细，水分少；腌制用萝卜肉质坚实，含水分少，腌制后质脆嫩，具有香味。

◆ 无论购买哪种萝卜，都以新鲜坚挺、表面光滑、色泽光亮、手感沉实为佳。

食用建议

1　萝卜根据品质不同，可有生吃、凉拌、烹炒、做汤、炖煮等不同吃法，也可作配料和点缀；还可以制成泡菜、酱萝卜、萝卜干。

2　长萝卜不同部位营养成分稍有差异，口味也不同，适宜分段食用：顶部含维生素C最多，味较甜，宜爆炒和煮汤；中间段含糖量较高，可切丝凉拌；尾部含淀粉酶和芥子油，味辛辣，更适宜腌拌。

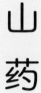

山药

山药营养丰富，含有多种氨基酸、维生素、多酚氧化酶、黏蛋白等成分，其中淀粉酶、多酚氧化酶可帮助消化吸收，黏蛋白能有效阻止血脂沉积，对预防心血疾病有积极作用。多个地方的山药申请了国家地理标志保护，其中以河南焦作的"铁棍山药"最为著名，具有久煮不烂、味道鲜美的品质，素有"怀参"之称。

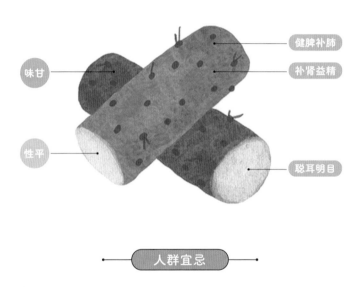

味甘　　健脾补肺　　补肾益精　　性平　　聪耳明目

人群宜忌

❶ 一般人群均可食用。适宜脾胃虚弱、倦怠无力、食欲不振、久泄久痢、肺气虚燥、痰喘咳嗽、肾气亏耗、腰膝酸软、下肢痿弱、消渴尿频、遗精早泄、带下白浊、肥胖等人群食用。

❷ 山药有收涩的作用，故大便燥结者不宜食用。

搭配相宜

食材	功效
山药+莲子	健脾补肾,抗衰益寿
山药+羊肉	补血养颜,益肾强身

选购事宜

- 区别普通山药与怀山药:普通山药粗、表皮无"锈斑"、水分多、易折断、皮薄易掉、煮时易烂;怀山药质重、滑腻、水分较少、煮不烂,一般为上细下粗、略长且圆的柱状。
- 区别普通怀山药与铁棍山药:铁棍山药是怀山药中的"极品",铁棍山药粗细均匀,直径1~2厘米,毛须略多,表皮颜色微深,可见特有的暗红色"锈斑",粉性足,质腻,折断后横截面呈白色或略显牙黄色,久煮不烂,液汁较浓,味道鲜美,口感面而甜,有淡淡的药味。
- 区别垆土铁棍山药与沙土铁棍山药:垆土铁棍山药质地坚硬,长得弯弯扭扭,其口感好,营养价值高;沙土铁棍山药因种植在沙土地里,长得比较均匀直挺,但品质稍次。

食用建议

山药中的黏蛋白容易引起过敏,洗、切山药时在水中滴入几滴醋即可解决这个问题。切开的山药放入盐水中,可有效防止变黑。

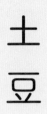

土豆

土豆是我国五大主食之一，因其营养齐全，而且易为人体消化吸收，在欧美享有"第二面包"之称。土豆营养成分全面，结构也较合理，只是蛋白质、钙和维生素A的含量稍低，还含有禾谷类食物所没有的胡萝卜素和抗坏血酸，其中抗坏血酸、B族维生素及各种矿物质含量均超过苹果，是难得的"十全十美的食物"。

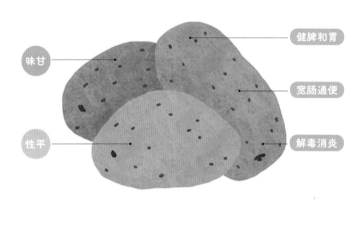

味甘

性平

健脾和胃

宽肠通便

解毒消炎

人群宜忌

❶ 一般人群均可食用。适宜脾胃气虚、营养不良、胃及十二指肠溃疡、坏血病、习惯性便秘及高血压、高血脂人群食用。

❷ 糖尿病患者不宜食用。

搭配相宜

食材	功效
土豆+牛肉	健脾胃，强筋骨
土豆+蜂蜜	缓解胃及十二指肠溃疡，习惯性便秘

选购事宜

- 购买土豆应尽量挑选个大、形状均匀，表皮无斑点、无伤痕、无皱纹、芽眼较浅的；已经发芽或变绿的土豆不宜购买食用。
- 黄皮土豆外皮暗黄，肉质呈淡黄色，淀粉含量高，品质较好。
- 一般起皮的土豆又面又甜，适合蒸着或炖着吃；表皮光滑的土豆比较紧实、脆，适合炒土豆丝。

食用建议

1　切开的土豆容易变黑，属正常现象，不会对人体造成危害，可将土豆块放入水中，再滴入几滴醋，即可使土豆保持白色。

2　土豆不宜生吃，须高温烹调熟透后食用。芽眼部位含有较多龙葵素，食用时宜去掉芽眼。发芽或表皮变绿的土豆不宜食用。

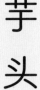

芋头

芋头常见有红芋、白芋、九头芋、槟榔芋等品种。芋头富含蛋白质、胡萝卜素、烟酸、维生素C、B族维生素、多种矿物质和微量元素等成分，口感细软，绵甜香糯，易于消化而不会引起中毒，是一种很好的碱性食物。芋头还含有较多的氟和黏蛋白，它们分别具有保护牙齿和提高机体免疫力的作用。

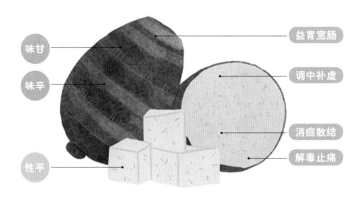

味甘

味辛

性平

益胃宽肠

调中补虚

消瘰散结

解毒止痛

人群宜忌

1 一般人群均可食用。特别适合身体虚弱者食用，淋巴结肿大、瘰疬、良性肿瘤、乳腺增生、习惯性便秘者宜食。

2 有痰、过敏性体质（如荨麻疹、湿疹、哮喘、过敏性鼻炎等）、小儿食滞、胃纳欠佳、糖尿病及食滞胃痛、肠胃湿热者不宜食用。

搭配相宜

食材	功效
芋头+鲫鱼	调中补虚，增益气力
芋头+粳米	散结宽肠，健脾强肾

选购事宜

◆ 优质芋头切开后，根须部会流出乳白色浓稠黏液，且很快干结成白色粉粒；在芋头根部附近如果有很多沙眼，芋头较粉，品质较好；如果外皮较光滑则品质稍差。

食用建议

1 芋头一次不宜食用过多，否则会导致腹胀。生芋头有小毒，食用时必须熟透。生芋汁易引起局部皮肤过敏，剥洗时最好戴上手套，若有沾染，可用姜汁擦拭以解之。

2 巧去芋头皮：将带皮的芋头装进小口袋里，用手抓住袋口，将袋子在水泥地上摔几下，再把芋头倒出，便可脱皮。

莲藕

莲藕富含淀粉、蛋白质、B族维生素、维生素C、脂肪、碳水化合物及钙、磷、铁等多种矿物质，肉质肥嫩，白净滚圆，口感甜脆，既可食用，又可药用，生食能凉血散瘀，熟食能补心益肾、滋阴养血，是一种适合冬令进补的保健食品。

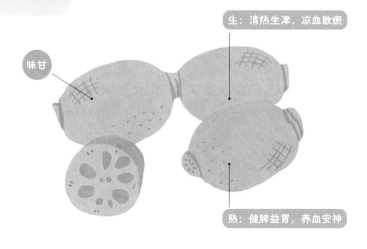

生：清热生津，凉血散瘀

味甘

熟：健脾益胃，养血安神

人群宜忌

1. 老幼妇孺、体弱多病者尤宜，特别适宜高热、出血性疾病、高血压、肝病、食欲不振、缺铁性贫血、营养不良者食用。

2. 脾胃虚弱及患肺结核的人，可常食煮熟的藕。女性产后一般需不宜食用生冷，但藕可以不忌，其有助于消瘀。

搭配相宜

食材	功效
莲藕+草鱼	清热除烦，镇咳祛痰，降压补肾
莲藕+粳米	健脾开胃，和中止泻

选购事宜

- 红花藕外皮褐黄色，体形又短又粗，生藕味道苦涩，适宜炖熟食用；白花藕则外皮光滑，呈银白色，体形长而细，生藕吃起来清甜，适宜生吃或清炒。
- 挑选红莲藕以藕身肥大饱满，外皮光滑呈黄褐色，孔大，肉质脆嫩，水分多而甜，带有清香气味的为佳；藕节粗短、间距长，表示成熟度高，口感佳；颜色较白的莲藕不建议购买。

食用建议

1 莲藕可生食，烹食，捣汁饮，也可晒干磨粉煮粥。

2 煮藕时忌用铁器，以免引起食物发黑。

3 处理鲜藕时，在剥皮和切的过程中，放于水中浸泡，这样鲜藕更加白嫩，不会变色，还可以去掉一些涩味等不良味道。

竹笋

竹笋又名玉兰片，是竹子初生、嫩肥的芽或鞭，以冬笋品质最佳，春笋次之。竹笋含有丰富的蛋白质、脂肪、糖类、胡萝卜素、多种维生素和矿物质，其中胡萝卜素和多种维生素的含量比大白菜高1倍还多，而且其蛋白质的氨基酸组成比较优越，利于人体吸收利用，自古被当作"菜中珍品"。

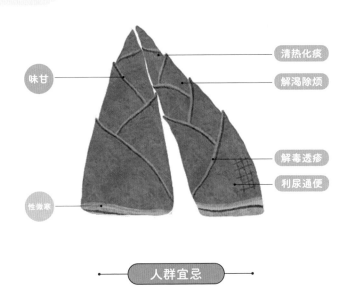

味甘

性微寒

清热化痰

解渴除烦

解毒透疹

利尿通便

人群宜忌

1 尤其适宜内有痰热者，以及肥胖、冠心病、高血压、动脉粥样硬化和习惯性便秘者食用。

2 胃及十二指肠溃疡、胃出血、肾炎、肝硬化、肠炎、尿路结石、低钙、骨质疏松、佝偻病患者不宜食用；脾胃虚弱、老人、儿童、女性产后不宜多吃。

搭配相宜

食材	功效
竹笋+猪腰	补肾壮腰，清热利尿
竹笋+鸡肉	清热益气，养血益精

选购事宜

◆ 春笋挑选粗短、紫皮带茸、肉为白色、形如鞭子的为好；毛笋选个大粗壮、皮黄灰色、肉为黄白色、单个重量在1千克以上的为好；冬笋以两头小中间大，形如枣核的为好。

食用建议

1. 竹笋一年四季皆有，以冬笋、春笋味道最佳，可用于凉拌、煎炒、熬汤等，烹调前应先用开水焯过，以去除笋中的草酸。

2. 竹笋既可以鲜食，也可以加工成笋干或罐头。鲜笋存放时不要剥壳，否则会失去清香味。

3. 切竹笋时近尖部宜顺切，下部宜横切，这样不仅易熟，而且更易入味。

菠菜

菠菜在我国各地均有种植，有适宜春、夏、秋、冬四季播种的不同品种，因此四季均有上市。菠菜茎叶柔软滑嫩、味美色鲜，含有丰富的维生素C、胡萝卜素、蛋白质，以及铁、钙、磷等矿物质，也是维生素B$_6$、叶酸、铁和钾的极佳来源，但菠菜中含有较多草酸，食用过多会影响人体对钙的吸收。

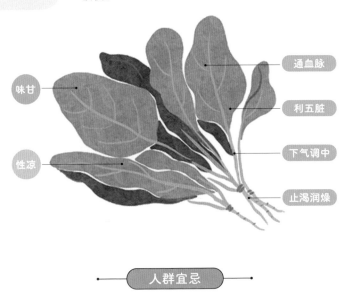

味甘

性凉

通血脉

利五脏

下气调中

止渴润燥

人群宜忌

❶ 尤其适宜高血压、便秘、贫血、坏血病、皮肤粗糙、过敏、糖尿病，以及老人、儿童、体弱者食用。

❷ 脾虚便溏、肾炎、肾结石患者不宜多食。

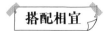

搭配相宜

食材	功效
菠菜+羊肝	补血养阴，滋肝明目
菠菜+猪血	养血止血，敛阴润燥

选购事宜

◆ 挑选菠菜以菜梗红短，叶子浓绿有弹性，保留菜根且根红色者为佳；优质菠菜叶子较厚且伸张好，叶面要宽而无坏斑，叶柄短，茎叶不老。

食用建议

1　生菠菜中含有较多草酸，不宜直接与含钙丰富的食物（如豆类、豆制品、木耳、虾米、海带、紫菜等）同时煮食，可用开水漂烫一下再食用。

2　食用菠菜后再吃一些碱性食品，以促进草酸钙溶解排出，防止在体内形成结石。

3　菠菜以报纸包裹，放入冰箱冷藏，可更好地保存，一般可保存3~5天。

4　菠菜要用热水余烫，或是加水炒熟后再吃，这样不但可以去除菠菜原有的涩味，使口感更好，同时还有助于去除过多的草酸。

韭菜

韭菜又名起阳草，含有维生素C、维生素B$_1$、维生素B$_2$、胡萝卜素等营养成分，其纤维素含量较高，能有效促进肠道蠕动。中医认为韭菜性味辛温，具有补肾壮阳的功效。俗话说："一月葱，二月韭"，农历二月初春时节的韭菜品质最佳，晚秋的次之，夏季的最差，故有"春食则香，夏食则臭"之说。

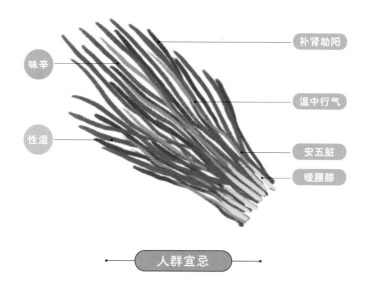

味辛
性温
补肾助阳
温中行气
安五脏
暖腰膝

人群宜忌

1. 尤其适宜阴虚盗汗、遗尿、尿频、阳痿早泄、阳强不倒、便秘，以及女子痛经、带下、产后乳汁不足和寒性体质等人群食用。
2. 阴虚火旺、胃虚有热、溃疡病、眼疾、疮毒肿痛者不宜食用。

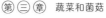

搭配相宜

食材	功效
韭菜+虾仁	补肾壮阳，养血益精
韭菜+豆腐	补肾助阳，温中益气
韭菜+鸡蛋	温中开胃，益精

选购事宜

◆ 宽叶韭菜叶色淡绿，膳食纤维少，香味清淡；细叶韭菜叶片修长，叶色深绿，膳食纤维多，香味浓；韭黄则叶淡黄，软嫩，但不如韭菜清香。

食用建议

1　隔夜的熟韭菜不宜食用。

2　若误食金属、玻璃球等不能消化的物体，可一次煮食大量韭菜，韭菜中大量的不可消化的粗纤维能包裹物体，有助于其从大便排出。

3　韭菜汁可用于胸痹冷痛，也可用于食物中毒，但韭菜汁辛辣呛口，难以下咽，需要时可用牛奶冲兑，加入白糖调味。

荠菜

荠菜又叫鸡脚菜，主要有板叶荠菜和散叶荠菜两种，春夏秋冬四季均有上市。荠菜中含有丰富的维生素和矿物质，具有很高的营养价值，而且含有多种药效成分，其大量的粗纤维可增强大肠蠕动，促进排泄，从而增进新陈代谢，因此还具有很高的药用价值。

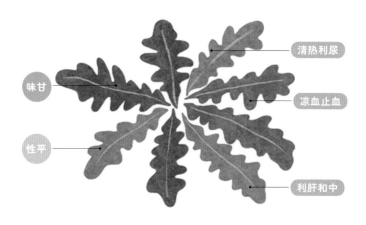

味甘

性平

清热利尿

凉血止血

利肝和中

人群宜忌

❶ 尤其适宜痢疾、水肿、目赤肿痛、干眼病、夜盲症、胃溃疡、肠炎、高脂血症、高血压、冠心病、肥胖、糖尿病、痔疮者食用。

❷ 大便溏薄、腹痛泄泻者不宜食用。

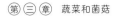

搭配相宜

食材	功效
荠菜+豆腐	清热凉血，利肝降压
荠菜+鸡蛋	补血养心，清肝明目

选购事宜

- 板叶荠菜叶色浓绿，叶片大而厚，味淡，口感较糯；散叶荠菜叶绿色、细长，香气浓郁，味极鲜美。
- 最好选择单棵生长、不带花的荠菜，轧棵或带花的质量会较差；红叶荠菜的香味更浓，风味更佳。

食用建议

1　荠菜不宜久烧久煮，长时间烹饪不仅会破坏营养，风味也会丧失；荠菜根部不应摘除，因其具有较高的食疗价值。

2　荠菜不宜加蒜、姜、料酒等调料来调味，以免破坏荠菜本身的清香。

3　早春是荠菜最佳食用期，采其嫩叶，可炒食、凉拌、做馅、做汤，食用方法多样，风味特殊。

莴笋

莴笋即莴苣，有叶用莴笋和茎用莴笋两种，通常说的莴笋为茎用莴笋，是春季及夏初季节的常用蔬菜。莴笋中碳水化合物的含量较低，而矿物质、维生素较丰富，其中钾含量是钠的27倍，对维持体内电解质平衡有重要作用，还含有较多的烟酸，糖尿病患者经常食用可改善糖代谢功能。

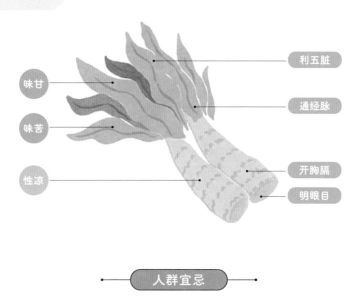

味甘
味苦
性凉

利五脏
通经脉
开胸膈
明眼目

人群宜忌

① 尤其适宜心脏病、肾脏病、神经衰弱、高血压、小便不利、水肿、糖尿病、肥胖、失眠、女性产后缺乳或乳汁不通，以及老人和儿童食用。

② 脾胃虚寒、腹泻便溏、痛风、泌尿道结石、眼疾、女性经期或寒性痛经者不宜食用。

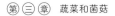

搭配相宜

食材	功效
莴笋+蒜苗	利五脏，通经脉，顺气降压
莴笋+香菇	利尿通便，辅助降血脂、降血压

选购事宜

- ◆ 莴笋有圆叶莴笋和尖叶莴笋两种常见类型，圆叶莴笋品质优于尖叶莴笋。
- ◆ 食用莴笋的最佳时间是1~4月，此时的莴笋最鲜嫩，太早或者太晚上市的莴笋，普遍比较老、空心，而且吃起来有渣滓感。
- ◆ 莴笋一般以大小整齐、不弯曲、皮薄质脆、水分充足、笋条不蔫萎、不空心，表皮白绿色、无锈斑，不带黄叶、烂叶，不老、不抽苔，整修洁净，无泥土者品质最佳。

食用建议

1　焯莴笋时要注意时间和温度，时间过长、温度过高会使莴笋绵软，失去清脆口感。

2　莴笋怕咸，盐要少放才好吃；下锅前挤干水分，可以增加莴笋的脆嫩，但会损失大量的水溶性维生素。

茼蒿

茼蒿又叫菊花菜，全国各地广泛种植，以嫩茎和叶供食用，有蒿之清气、菊之甘香，是古代宫廷佳肴之一，因此又叫作"皇帝菜"。茼蒿营养丰富，一般营养成分无所不备，尤其胡萝卜素的含量超过一般蔬菜，而且含有特殊香味的挥发油成分，有宽中理气、消食开胃、避秽化浊等作用。

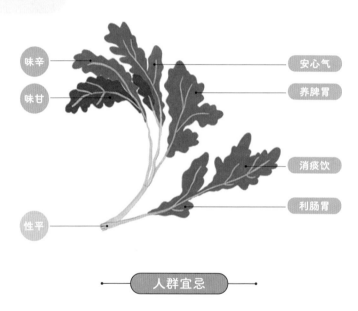

味辛　　　安心气

味甘　　　养脾胃

　　　　消痰饮

性平　　　利肠胃

人群宜忌

❶ 尤其适宜烦热头昏、肺热咳嗽、痰多黄稠、睡眠不安、高血压、大便干结、贫血、骨折及脑力劳动者食用。

❷ 脾胃虚寒、大便溏薄之人不宜多食。

搭配相宜

食材	功效
茼蒿+大蒜	开胃健脾，润肠通便
茼蒿+冰糖	清热润肺，化痰止咳

选购事宜

- ◆ 茼蒿有小叶茼蒿和大叶茼蒿。小叶茼蒿吃口粳性，香味浓；大叶茼蒿纤维素少，吃口软糯。
- ◆ 挑选茼蒿以色泽深绿色、水嫩，茎短且粗细适中，无抽薹者为佳。

食用建议

1　茼蒿可拌、炝、炒、做汤等，有多种吃法，做汤或凉拌辛香爽口，利于胃肠功能不好的人食用。

2　茼蒿中的芳香精油遇热易挥发，烹调时应以旺火快炒；与肉类、蛋类同食可提高其维生素A的利用率。

3　由于茼蒿中含有大量水分，久煮容易软烂，同时也会损失较多的维生素，将其在开水中汆汤后加调料凉拌食用，不仅可以最大程度获得其营养成分，茼蒿特有的芳香味道也会更浓郁。

芹菜

芹菜有水芹、旱芹之分，按来源地还可分为本芹（中国类型）和西芹（欧美类型）。芹菜含有丰富的营养物质，其中钙、磷、铁的含量均高于其他叶类蔬菜，而且芹菜叶中的胡萝卜素和维生素C含量高于其茎部；芹菜中还含有芫荽苷、甘露醇、挥发油等香料物质，与香菜并称"香料姐妹"。

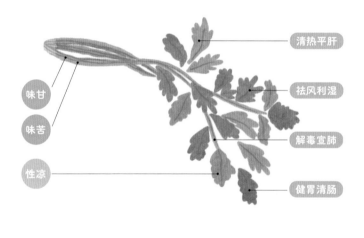

味甘

味苦

性凉

清热平肝

祛风利湿

解毒宣肺

健胃清肠

人群宜忌

① 尤其适宜高血压、高脂血症、高血糖、动脉粥样硬化、缺铁性贫血、小便不利、女性经期或更年期人群食用；平素肝火偏旺，经常头痛头晕、面红耳赤之人可以多食。

② 脾胃虚寒、大便溏薄、血压偏低者不宜食用。

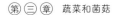

搭配相宜

食材	功效
芹菜+西红柿	清热除烦，益胃生津
芹菜+豆腐	平肝益胃，除烦清肠

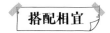 选购事宜

◆ 一般来说，购买芹菜以梗长适中、短而粗壮、内侧微凹、肉质脆嫩，菜叶平直鲜绿、不枯黄、无锈斑者为佳；叶色浓绿的芹菜粗纤维较多，不宜购买。

◆ 购买芹菜需要分清品种，本芹叶较小呈淡绿色，矮小柔弱且香味淡，易软化；西芹叶片较大，绿色且叶柄粗，高大而强健，不易软化，但香味较浓。市场上常见有青芹、黄心芹、白芹和美芹4种，青芹味浓偏老，黄心芹味浓较嫩，白芹味淡而不脆，美芹味淡却口感脆嫩，可以根据需要进行选择。

食用建议

1 芹菜可炒、拌、炝或做配料，做法多，营养丰富，滋味爽口。

2 芹菜叶含有的胡萝卜素和维生素C比茎部多，食用时不宜去掉菜叶。

3 炒西芹时先将西芹放入沸水焯烫后过凉，不仅可使菜色变得翠绿，还可缩短炒菜的时间。

洋葱

洋葱又名玉葱、球葱等，含有相当丰富的营养成分，在西方有"菜中皇后"的美誉，不仅富含18种氨基酸、钾、维生素C、叶酸、锌、硒及膳食纤维等营养素，更有两种特殊的营养物质——槲皮素和前列腺素A——具有扩张血管，降低血液黏度，减少外周血管阻力，预防血栓形成的作用。

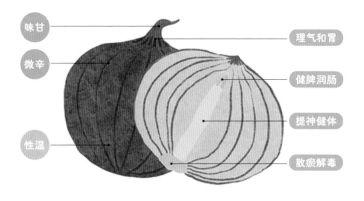

味甘

微辛

性温

理气和胃

健脾润肠

提神健体

散瘀解毒

人群宜忌

❶ 尤其适宜高血压、高脂血症、糖尿病、动脉粥样硬化、急慢性肠炎、痢疾、消化不良、饮食减少及胃酸不足者食用。

❷ 眼疾、胃病、肺炎及热证者不宜食用。

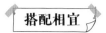

搭配相宜

食材	功效
洋葱+玉米	生津止渴，辅助降血糖、降血脂
洋葱+鸡蛋	益胃生精，辅助降血脂、降血压

选购事宜

◆ 购买洋葱需分清品种。红皮洋葱含有更多蒜素和槲皮素，味道更辛辣，适宜炒食；白皮洋葱肉质柔嫩，汁多而辣味淡，适宜生食；黄皮洋葱介于两者之间。

食用建议

1　洋葱生、熟食均可，可做汤、配料、调料或拌菜，与肉类、蛋类或蔬菜搭配，不仅味道鲜美，而且营养价值也很高；还可用作干酪涂层、炸、炒、酿馅或和奶油一起烹饪。

2　洋葱不宜加热过久，以有些微辣味为佳。

香菇

香菇又名香蕈、香信、香菌、冬菇，是世界第二大食用菌。香菇营养丰富，富含B族维生素、铁、钾、维生素D原，具有高蛋白、低脂肪、多糖、多种氨基酸和多种维生素的营养特点。香菇含有特殊的香味物质香菇精，香气沁脾，味道鲜美，素有"菇中之王""植物皇后"之誉，被民间称为"山珍"之一。

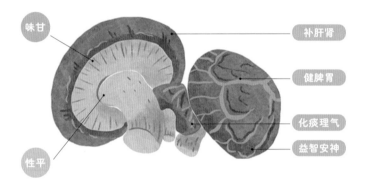

味甘

性平

补肝肾

健脾胃

化痰理气

益智安神

人群宜忌

❶ 尤其适宜气虚头晕、贫血、白细胞减少、抵抗力低下、高脂血症、高血压、糖尿病、动脉粥样硬化、肥胖、急慢性肝炎、脂肪肝、胆结石、肾炎及年老体弱者食用。

❷ 脾胃寒湿气滞或皮肤瘙痒者不宜食用。

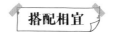

搭配相宜

食材	功效
香菇+豆腐	健脾养胃，益气和中
香菇+薏米	健脾利水，化痰理气

选购事宜

◆ 购买干香菇建议到规模较大的商场或超市，选择具有生产日期、保质期、质量等级、产品标准号等完整"身份信息"的产品，有霉蛀、受潮及异常气味的产品不宜购买。

食用建议

1 无论干香菇还是鲜香菇，均可用于炒、炸、煮、做馅等，尤其是煲汤的好食材。

2 泡发干香菇时，可在水中加入少量白糖，能缩短泡发时间。发好的香菇放冰箱冷藏，不易造成营养流失。泡发香菇的水不要轻易倒掉，可用于煮汤，一样有香菇的营养和美味。

平菇

平菇含有丰富的营养物质，氨基酸种类齐全，具有人体必需的8种氨基酸，还含有丰富的矿物质和微量元素。平菇不仅嫩滑可口、味道鲜美，还具有追风散寒、舒筋活络的作用，可用于风寒痹阻、筋络不通所引起的病症。平菇品种多，其中深色品种肉厚鲜嫩、滑润味浓、组织紧密者品质佳。

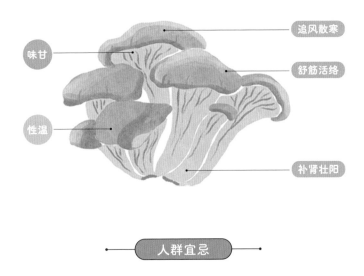

味甘

追风散寒

舒筋活络

性温

补肾壮阳

人群宜忌

尤其适宜素体虚弱、更年期女性、肝炎、消化系统疾病、软骨病、心血管疾病、尿道结石、腰腿疼痛、手足麻木者食用。

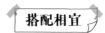

搭配相宜

食材	功效
平菇+韭黄	祛风散寒,补肾壮阳
平菇+鸡蛋	开胃益气,活血祛风

选购事宜

◆ 购买平菇宜挑选菇形整齐不坏,颜色正常,质地脆嫩而肥厚,气味纯正清香,菌伞边缘向内卷曲的八成熟鲜平菇。表面湿滑或有枯坏,过熟、生霉的菇不宜购买。

食用建议

1 平菇有炒、烩、烧等做法,可用于做汤,汤味鲜美。平菇口感好,营养高,不抢味,鲜品出水较多,易被炒老,须掌握好火候。

2 新鲜平菇用保鲜膜包裹后,放冰箱冷藏,可保存3~7天。用开水煮透,沥干水分后放冰箱冷冻,可保存10~20天。

3 用白糖水浸泡处理好的平菇片,不但能长时间保存平菇,保持香味和水分,而且在烹饪时还有提鲜的作用。

金针菇

金针菇学名毛柄金钱菌，又有毛柄小火菇、构菌、朴菇等别称。金针菇富含B族维生素、维生素C、氨基酸、多糖、牛磺酸、香菇嘌呤等成分，所含人体必需氨基酸种类齐全，其中赖氨酸和精氨酸含量尤其丰富，且含锌量比较高，对儿童的身高和智力发育有良好的促进作用，故又有"增智菇"之称。

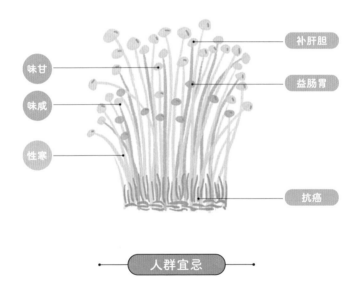

味甘

味咸

性寒

补肝胆

益肠胃

抗癌

人群宜忌

❶ 尤其适宜气血不足、营养不良、体质虚弱、老年人、儿童，以及肝胆疾病、胃肠道疾病、心脑血管疾病、肥胖、糖尿病患者食用。

❷ 关节炎、红斑狼疮、腹泻便溏患者慎食。

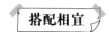

搭配相宜

食材	功效
金针菇+鸡肉	补肝养血，益气养精
金针菇+豆腐	清热解毒，生津益气
金针菇+猪肝	补肝利胆，益气明目

选购事宜

◆ 南方市场上的金针菇一般为深色种，呈淡黄色至黄褐色，而北方一般为白色金针菇，呈乌白色或乳白色。无论哪种，都应以颜色均匀、无杂色、无异味者为质佳。

◆ 长约15厘米，菌顶呈半球形、菌盖未开的金针菇比较鲜嫩，菌盖长开说明较老。另外，颜色特别均匀、鲜亮，没有原来的清香而有异味的，可能是经过熏、漂、染或用添加剂处理过的菇，不宜购买。

食用建议

1 鲜金针菇放入沸水锅内汆一下捞起，凉拌、炒、炝、熘、烧、炖、煮、蒸、做汤均可，做成鸡脯拌金针、金针炒鸡丝、金针菇豆苗竹笋汤等菜肴。

2 金针菇宜熟食，不宜生吃；变质的金针菇不宜食用。

银耳

银耳又名白木耳，营养成分相当丰富，含有蛋白质、脂肪、矿物质等成分，蛋白质组成中包括17种氨基酸，能为人体提供较多的必需氨基酸。此外，银耳中还含有海藻糖、多缩戊糖、甘露糖醇等，既是名贵的营养滋补佳品，又是扶正强壮之良药，被历代皇家贵族看作是"延年益寿之品""长生不老良药"。

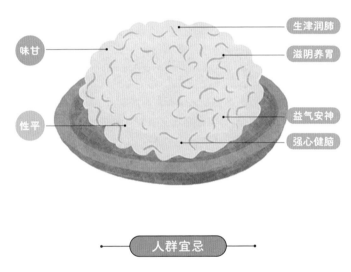

味甘

性平

生津润肺

滋阴养胃

益气安神

强心健脑

人群宜忌

❶ 尤其适宜阴虚火旺、老年慢性支气管炎、肺源性心脏病、免疫力低下、体质虚弱、内火旺盛、虚劳、肺热咳嗽、肺燥干咳、女性月经不调、胃炎、大便秘结者食用。

❷ 外感风寒、糖尿病患者不宜食用。

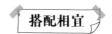

搭配相宜

食材	功效
银耳+莲子	滋阴润肺，健脾安神
银耳+冰糖	生津润肺，滋阴养血

选购事宜

◆ 一般来说，银耳以色泽黄白、鲜洁发亮、瓣大形似梅花、气味清香为佳。优质银耳呈乳白色或米黄色，略有光泽，肉质肥厚，水发涨性大，有清香味；次质银耳色泽不纯或带灰，耳薄质硬，嚼之有声，涨发性差，味较淡。

食用建议

1 银耳宜用开水泡发，要多换几次水，以去除残留的二氧化硫等有害物质，泡发后应去掉跟基部的硬结及淡黄色部分。

2 银耳主要用来做粥和甜汤饮品，而且与冰糖是绝配，但不宜睡前食用。

3 银耳是富含粗纤维的减肥食品，配合木瓜同炖，可谓是"美容美体佳品"。

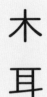

木耳

通常所说的木耳即是黑木耳，又叫云耳、桑耳，质地柔软，口感细嫩，味道鲜美，风味特殊，而且富含蛋白质、脂肪、糖类及多种维生素和矿物质，有很高的营养价值，现代营养学家盛赞其为"素中之荤"。木耳的营养价值可与动物性食物相媲美，含有极其丰富的铁、维生素K，有养血驻颜、祛病延年之效。

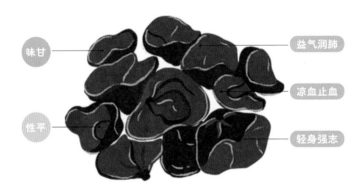

味甘　　益气润肺　　凉血止血　　性平　　轻身强志

人群宜忌

❶ 尤其适宜心脑血管疾病及各种出血证，如痔疮出血、血痢便血、小便带血、月经过多、肺结核咳嗽咯血者食用。

❷ 适宜缺铁性贫血者，以及矿工、冶金工人、纺织工、理发师等食用。

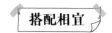

搭配相宜

食材	功效
黑木耳+春笋	滋阴清热，益气补血
黑木耳+豆腐	益气生津，滋阴润肺

选购事宜

◆ 黑木耳有毛木耳、光木耳两种：毛木耳朵大，腹面平滑、色黑，背面灰色或灰褐色，质地粗韧，不易嚼碎，口感较差；光木耳两面光滑、半透明，呈黑褐色，质软味鲜，滑润清爽，品质较好。

食用建议

1 鲜木耳含有一种叫"卟啉"的光感物质，食用后经太阳照射可引起皮肤瘙痒、水肿，严重的可致皮肤坏死，因此不宜食用。干木耳经过曝晒和浸泡，卟啉已分解或溶出，可放心食用。

2 木耳以做辅料为主，食用方法很多，可炒、烩、做汤，荤素皆宜，汤中放入木耳，可使汤味更加鲜美。

3 在浸泡木耳的水中加入少许盐，可让木耳快速变软，加入少量淀粉搅拌，有助于清洗沾在木耳上的杂质和泥沙。

竹荪

竹荪又名竹笙、竹参，名列"四珍"之首，是著名的珍贵食用菌之一。竹荪营养丰富，对高血压、神经衰弱、肠胃疾病等有良好的食疗作用，还具有特异的防腐功能，夏日用竹荪烹调菜肴多日不馊。竹荪食味鲜美，野生者产量低，有"真菌之花""菌中皇后""植物鸡"等美誉。

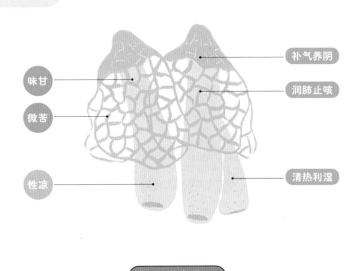

味甘

微苦

性凉

补气养阴

润肺止咳

清热利湿

人群宜忌

❶ 尤其适宜肺热咳嗽，以及气阴不足之干咳少痰、痰稠而黏者食用。

❷ 适宜肥胖、失眠、高血压、高脂血症、免疫力低下及脑力工作者食用。

❸ 消化不良、腹泻便溏者不宜食用。

搭配相宜

食材	功效
竹荪+百合	润肺止咳，养阴安神
竹荪+鸡肉	益气养阴，生精填髓

选购事宜

- 优质的竹荪色泽浅黄，味香、肉厚、柔软，菌朵完整，体大而无虫蛀；色泽过于洁白，有刺激性气味，破碎的竹荪不宜购买。
- 在竹荪品种中有一种黄裙竹荪，菌裙的颜色为橘黄色或柠檬黄色，有毒，不可食用。

食用建议

1 干竹荪泡发之后，可蒸、炒、烩、做汤等，与肉类煲汤则汤味鲜美、口感爽滑。
2 干竹荪泡发前宜去掉菌盖头，用淡盐水泡发，可去除怪味。

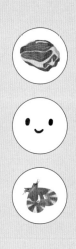

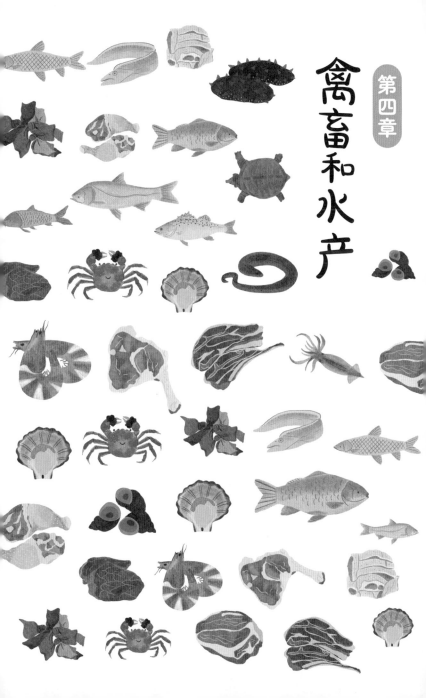

第四章

禽畜和水产

猪肉

猪种类繁多，优良品种有金华猪、东北民猪、太湖猪、内江猪等。其中金华猪具有成熟早、肉质好、繁殖率高等优良性能，腌制成的"金华火腿"质佳味香，外形美观，蜚声中外。香猪以体小早熟、肉味鲜而闻名全国，其中以"中国香猪之乡"贵州黔东南地区的从江香猪、剑白香猪和广西的巴马香猪最为著名。

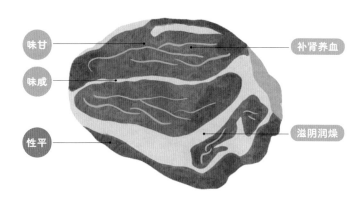

味甘　　味咸　　性平　　补肾养血　　滋阴润燥

不同部位的猪肉

里脊肉　脊骨下面一条与大排骨相连的瘦肉，肉中无筋，是猪肉中最嫩的肉，可切片、切丝、切丁，作炸、熘、炒、爆之用最佳。

臀尖肉　位于臀部的上面，都是瘦肉，肉质鲜嫩，可代替里脊肉，多用于炸、熘、炒。

坐臀肉　位于后腿上方，臀尖肉的下方臀部，全为瘦肉，但肉质较老，纤维较长，多作白切肉或回锅肉用。

五花肉　为肋条部位的肉，是一层肥肉、一层瘦肉相间，适宜红烧、白炖和粉蒸肉用。

夹心肉　位于前腿上部，质老有筋，吸收水分能力较强，适宜制馅及做肉丸，该部位有一排肋骨，叫小排骨，适宜做糖醋排骨或煮汤。

前排肉　又叫上脑肉，是背部靠近脖子的一块肉，肥瘦相间，肉质较嫩，适宜做米粉肉、炖肉。

奶脯肉　在肋骨下面的腹部，结缔组织多，均为泡泡状，肉质差，多熬油用。

弹子肉　位于后腿上，均为瘦肉，肉质较嫩，可切片、切丁，能代替里脊肉。

蹄　髈　位于前后腿下部，后蹄髈比前蹄髈好，红烧和清炖均可。

脖子肉　又称血脖，这块肉肥瘦不分，肉质差，一般多用来做馅。

猪头肉　宜于酱、烧、煮、腌，多用来制作冷盘，猪耳、猪舌都是下酒好菜。

凤头肉　这个部位肉质细嫩，微带脆，瘦中夹肥，适宜做丁、片、碎肉末，可用于炒、溜、煮汤。

眉毛肉　猪肩胛骨上面一块重约500克的瘦肉，肉质与里脊肉相似，只是颜色深一些，其用途与里脊肉相同。

门板肉　肥瘦相连，肉质细嫩，颜色白，肌纤维长，其用途与里脊肉相同。

盖板肉　连接弹子肉的一块瘦肉，肉质、用途基本与弹子肉相同。

黄瓜条　与盖板肉紧密相连，肉质、用途基本与弹子肉相同。

腰柳肉　与弹子肉连接的肉条，肉质细嫩，水分较多，有明显的肌纤维，适宜制馅、切丁、切条，可用于炒、炸、煮汤等。

颈背肌肉　（简称1号肉）指从第5、第6肋骨中斩下的颈背部位

　　　　　　肌肉。

前腿肌肉　（简称2号肉）指从第5、第6肋骨中间斩下的前腿部
　　　　　　位肌肉。

大排肌肉　（简称3号肉）指在脊椎骨下4~6厘米肋骨处平行斩下
　　　　　　的脊背部位肌肉。

后腿肌肉　（简称4号肉）指从腰椎与后腿连接处（允许带腰椎
　　　　　　一节半）斩下的后腿部位肌肉。

猪　尾　皮多、脂肪少、胶质重，适宜烧、卤、凉拌等。

人群宜忌

❶ 适宜阴虚不足，头晕，贫血，老人燥咳无痰，大便干结，以
　　及营养不良者食用。

❷ 湿热偏重、痰湿偏盛、舌苔厚腻之人，不宜食用猪肉；小
　　儿、老人不宜多食。

❸ 服降压药、降血脂药、磺胺类药物时不宜多食。

选购事宜

◆ 鲜猪肉皮肤呈乳白色，脂肪洁白且有光泽，肌肉呈均匀红
　色，表面微干或稍湿，但不粘手，弹性好，指压凹陷立即复
　原，具有猪肉固有的鲜、香气味；正常冻肉呈坚实感，解冻
　后肌肉色泽、气味、含水量等均正常。

◆ 加添加剂饲料喂养的猪肉有废水或药水等气味；种用公、母
　猪肌肉较红，结缔组织多，韧性大，不易煮烂或炒熟，口感
　差；注水肉呈灰白色、淡灰色或淡绿色，肉表面有水渗出，
　于指触摸肉表面不粘手；死猪肉胴休皮肤淤血呈紫红色，脂
　肪灰红，血管有黑色凝块，毛根发红，有臭味。

牛肉是我国第二大肉类食品，消费量仅次于猪肉。牛身多瘦少肥，含有很高的蛋白质，脂肪含量相对较少，因此肉味鲜美，有"肉中娇子"的美誉。常见的食用牛肉为黄牛肉和水牛肉，水牛肉色泽较暗、纤维粗而松弛、不易煮烂，品质较黄牛肉差。

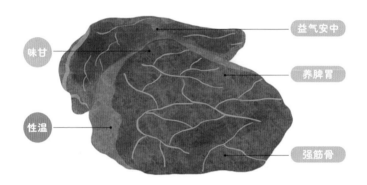

味甘

益气安中

养脾胃

性温

强筋骨

不同部位的牛肉

颈 肉　肥瘦兼有，肉质紧实，肉纹不规则，韧性强，适于制馅或煨汤。

肩 肉　由互相交叉的两块肉组成，纤维较细，口感滑嫩，适宜炖、烤、焖等。

上 脑　脂肪交杂均匀，有明显花纹，肉质细嫩，适宜涮、煎、烤等。

胸　肉　即胸大肌部分，纤维稍粗，面纹多，夹杂脂肪，口感较嫩，肥而不腻，适宜炖或煮汤。

眼　肉　位于上脑和外脊之间，形似眼睛，脂肪交杂呈大理石花纹状，肉质细嫩，香甜多汁，适宜涮、烤、煎等。

外　脊　牛背部最长的一块肌肉，肉质红色，夹杂脂肪，呈大理石花纹状，适宜煎或烤。

里　脊　牛肉中肉质最细嫩的部位，大部分都是脂肪含量低的精肉，适宜煎或烤。

臀　肉　纤维较粗大，脂肪含量低，适宜垂直肉质纤维切丝或切片后爆炒。

牛　腩　肥瘦相间，肉质稍韧，但口感肥厚而醇香，适宜清炖。

腱子肉　分前腱和后腱，熟后有胶质感，适宜红烧、卤或制作酱牛肉。

牛排分类

菲力牛排　取自牛里脊，肉质细嫩精瘦，脂肪少，煎至三到七分熟为佳。

西冷牛排　也叫沙朗牛排，取自牛外脊，肉质较硬，韧度较强，煎至四到六分熟为好。

T骨牛排　取自脊骨肉，中间夹着T字形的大骨，一边是肋眼一边是菲力，肉质一边粗犷一边细嫩，煎至五到八分熟为好。

肋眼牛排　取自牛肋脊部位，位于牛骨边上，肉质较韧，有嚼劲，煎至四到六分熟为好。

牛 小 排　取自牛胸腔两侧，带骨带筋，肉质肥腴鲜美，多汁且耐嚼，煎至全熟为佳。

人群宜忌

① 适宜脾胃虚弱、中气不足、四肢乏力、筋骨酸软者及术后病人食用。

② 感染性疾病、肝病、肾病、疮疥湿疹、痘痧、瘙痒者慎食。

③ 高胆固醇、高脂血症、老年人、儿童及消化能力弱的人不宜多吃。

选购事宜

◆ 牛肉宜根据不同的烹饪需要购买，新鲜牛肉质地坚实有弹性，肉色鲜红有光泽，脂肪为洁白色或淡黄色，外表微干或有风干膜，不粘手，弹性好，有鲜肉味；老牛肉色深红，纤维粗，嫩牛肉色浅红，纤维细，富有弹性。

◆ 注水牛肉纤维粗糙，看着鲜嫩，但湿感重，甚至有水渗出。

食用建议

牛肉的烹饪方式宜根据其部位而定，或炖、或煎、或烧，烹饪时加入少许山楂、橘皮或茶叶，使牛肉更易酥烂。煮老牛肉适当加点酒、醋，可使牛肉易烂，肉质变嫩，色佳味美。

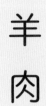

羊肉

羊肉肉质细嫩，脂肪和胆固醇含量比猪肉、牛肉低，而且性大热，既可抵御严寒又能温补气血，非常适合冬季食用。我国常见的羊分绵羊和山羊两类，绵羊主产于华北及西北地区，肉质肥腴鲜美，腥膻较少；而山羊主产于华南、西南地区，体形瘦小，膻味较重，肉质不如绵羊肉。

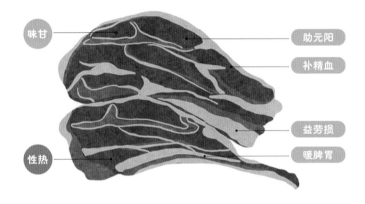

味甘　　助元阳　　补精血　　益劳损　　暖脾胃　　性热

不同部位的羊肉

颈　肉　肉质较老，夹有细筋，适宜酱、烧、炖、制馅等。

脊　背　又称扁担肉，包括里脊和外脊，里脊位于脊骨两边，纤维较长；外脊在脊骨外侧，纤维斜行，肉质均细嫩，适宜涮、烤、爆、炒、煎等。

肋　条　又称方肉，位于肋骨旁，肥瘦相间，无筋，越肥越嫩，质地松软，适宜涮、焖、扒、烧等。羊排取自该部位，通常说的新西兰羊排指第5肋骨至第12肋骨部分。

胸　脯　位于前胸，形似海带，肥多瘦少，无筋而脆，适宜爆、炒、烧、焖等。

腰　窝　又称五花，位于肚腹肋骨后近腰处，肥瘦相间，纤维长短、纵横不一，肉内夹有三层筋膜，肉质较老，适宜酱、烧、炖等。

前　腿　包括前胸和前腱子的上部，前胸部肉嫩，适宜烧、扒，其他适宜烧、炖、煮等。

后　腿　比前腿肉多而嫩，又有大三叉、磨裆肉、黄瓜肉、元宝肉之分，用途与脊背肉相似，或可替代脊背肉。

腱子肉　分前腱和后腱，肉质老而脆，纤维很短，肉中夹筋，适宜酱、烧、炖、卤等。

人群宜忌

❶ 尤其适宜阳虚畏寒、四肢不温、腰膝酸软冷痛、阳痿早泄、寒疝腹痛、产后虚寒、虚劳羸瘦、中寒反胃者食用。

❷ 素体阳盛、口舌生疮、热证、外感、肝脏疾病、高血压、急性肠炎者不宜食用。

选购事宜

◆ 鉴别绵羊肉与山羊肉：绵羊肋骨窄而短，肌肉呈暗红色，纤维细短，间夹白色脂肪，肉质粘手，膻味较轻；山羊肋骨宽而长，肌肉暗红稍淡，纤维粗长，脂肪少，不粘手，膻味较重。

◆ 注水羊肉颜色变淡，脂肪苍白无光，湿感重，或有血水渗出。

鸡肉

鸡是人类饲养最普遍的家禽，鸡肉肉质细嫩，滋味鲜美，食用非常广泛。鸡的品种很多，饮食调养以乌鸡为最佳。鸡肉蛋白质含量很高，是蛋白质含量较高的肉类之一，属于高蛋白、低脂肪的食品，易被人体吸收利用，有强身健体、增强体力的作用，是随手可得的进补佳品，民间有"济世良药"的美誉。

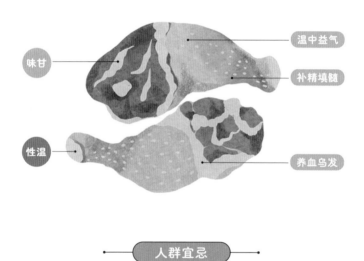

味甘

温中益气

补精填髓

性温

养血乌发

人群宜忌

❶ 尤其适宜脾胃不足、虚劳羸瘦、肝肾不足、月经不调、产后乳少、中虚食少者及老年人、少年儿童食用。

❷ 感冒发热、内火偏旺、痰湿体质、肥胖、热毒疖肿、口腔溃疡、高血压、高脂血症、动脉粥样硬化、冠心病、胆囊炎、胆石症患者不宜食用。

选购事宜

- 超市出售的鸡肉基本都是养殖场批量养殖和加工的，购买这类鸡肉需要注意其外观、色泽、质感。新鲜卫生的鸡肉白里透红，有光泽，手感光滑。

- 散养鸡又叫柴鸡、草鸡、土鸡、走地鸡，是农家在田园放养的鸡。这种鸡生长较慢，肉质紧实，味道鲜美，价格也贵许多。鉴别散养鸡和圈养鸡主要在于脚爪，散养鸡脚爪细而尖长、粗糙有力，圈养鸡脚短、爪粗、圆且肉厚。

食用建议

1 鸡肉的烹饪方法很多，可蒸、炒、炸、炖、卤等，鸡肉本身含有谷氨酸钠，可以说是"自带味精"，烹调时不用再加入味精或鸡精，只需加入葱、姜、盐等，味道就很鲜美。

2 鸡屁股淋巴较多，是储存细菌、病毒、致癌物的仓库，应该丢弃。

3 鸡汤中有从鸡油、皮、肉与骨中所溶解出来的水溶性小分子蛋白质及脂肪，最好将浮油捞去，以减少油脂的摄取量，避免肥胖。

4 鸡汤中有高含量的嘌呤，痛风患者食用后可能加重病情，故不宜食用。

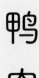

鸭为"鸡鸭鱼肉四大荤"之一，是餐桌上的上乘肴馔，也是食疗进补的优良食品。鸭肉蛋白质含量比畜肉高得多，脂肪含量适中且分布均匀，营养价值与鸡肉相当。鸭肉中含有丰富的B族维生素和维生素E，有助于缓解脚气病、神经炎和多种炎症，还能抗衰老。鸭常年栖于水中，且以水生物为食，故其肉性寒。

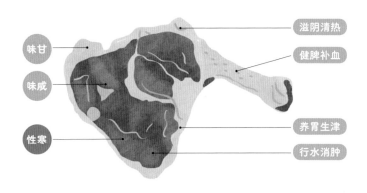

味甘

味咸

性寒

滋阴清热

健脾补血

养胃生津

行水消肿

人群宜忌

❶ 尤其适宜阴虚内热、病后体虚、食欲不振、遗精盗汗、咽干口渴、糖尿病、肝硬化腹水、肺结核、慢性肾炎浮肿者食用。

❷ 脾胃虚寒、胃部冷痛、腹泻、腰痛、肥胖、感冒及寒性痛经者不宜食用。

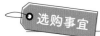 **选购事宜**

◆ 鸭分老、嫩两类，嫩鸭嘴筒较软，羽毛毛管普遍充血，脚掌皮薄，无僵硬现象，脚腕上的突出物较短，嫩鸭还宜挑选翅羽长齐到屁股处的；老鸭嘴筒硬，毛管不充血，脚掌皮厚僵硬，脚腕凸出物较长。

食用建议

1　鸭肉滋补，适宜炖、炒、烤、炸等烹调方法，可制成烤鸭、酱鸭、香酥鸭、扒鸭掌等美味名菜。

2　鸭血味咸性寒，有补血解毒的作用，可用于制作鸭血粉丝汤、毛血旺、酸菜鸭血、海带鸭血汤等菜肴。

3　炖汤宜选老鸭，滋补作用更强，汤中加入少许盐，汤味更加鲜美。

4　老母鸭与姜搭配，可温暖身体、促进血液循环。鸭肉滋阴补血，生姜味辛性温，用老母鸭与姜一起烹调食用，可让全身发热，促进血液循环。

5　鸭肉与山药搭配，可消除油腻、健脾止渴、固肾益精。鸭肉有滋阴养胃、清肺补血、消热解毒、消炎止咳、补虚劳等功效。山药可益气养阴、健脾益胃。同食可缓解油腻，有健脾止渴、固肾益精的作用。

鹅肉含有丰富的蛋白质、钙、磷、钾、钠等营养素，是理想的高蛋白、低脂肪、低胆固醇的营养保健食品。鹅肉含有人体生长发育所需的各种氨基酸，而且组成接近人体所需氨基酸的比例，是优质蛋白质。鹅肉脂肪含量低，其中不饱和脂肪酸的比例较高，利于人体健康。

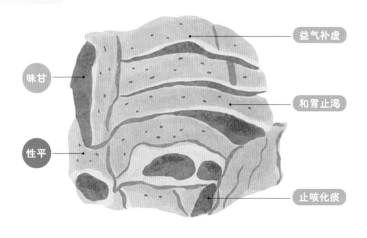

味甘

性平

益气补虚

和胃止渴

止咳化痰

人群宜忌

❶ 尤其适宜身体虚弱、气血不足、营养不良、食欲不振、乏力气短、糖尿病、急慢性气管炎、慢性肾炎、肺气肿、浮肿者食用。

❷ 湿热内蕴、皮肤疮毒、瘙痒、痼疾、高血压、高血脂、动脉粥样硬化者不宜食用。

选购事宜

◆ 购买鹅肉以白鹅为佳。新鲜鹅肉表面光泽、微干不黏手，味道正常。刚买回的鹅肉应及时放进冰箱，一次吃不完的最好煮熟保存，因为生鹅肉长时间存放可能导致变味。

食用建议

1 鹅肉鲜嫩松软，清香不腻，以煨汤居多，也可蒸、烤、烧、酱等。

2 鹅肉是冬季进补的佳品，鹅肉炖萝卜、鹅肉炖冬瓜等都是"秋冬养阴"的佳肴。

3 切鹅肉要逆纹切，以免食用时嚼不烂。烹调前最好稍微拍打、按摩一下肉体，将腿肉上的筋及白色薄膜去除再下锅。煮鹅肉时建议切成薄片或切丝，快煮快熟方可吃到鲜嫩的鹅肉。

4 鹅肉与花椰菜搭配，可减少机体对胆固醇的吸收。鹅肉脂肪含量低，属于低脂动物性蛋白质。花椰菜中的膳食纤维可帮助减少饮食中胆固醇的吸收。

5 鹅肉与胡萝卜搭配，可维持眼睛与皮肤健康。鹅肉中的脂肪是富含不饱和脂肪酸的优质脂肪，有提供热量、调节体温、维持皮肤生长的作用。胡萝卜中的类胡萝卜素具有抗氧化作用，可转换成维生素A，有益于提高夜视能力。

鲫鱼

鲫鱼又名鲋鱼、鲫壳鱼，肉质细嫩、肉味鲜美，含有丰富的蛋白质、钙、磷等营养成分，脂肪含量少，食之鲜而不腻，"诸鱼中惟此可常食"（《本草经疏》），常食可补虚强体。

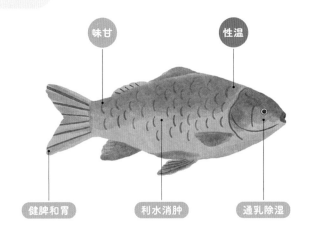

味甘　　　性温

健脾和胃　　　利水消肿　　　通乳除湿

人群宜忌

❶ 尤其适宜脾胃虚弱、食欲不振、营养不良性浮肿、产妇缺乳、痔疮、肾炎水肿、肝硬化腹水、久痢者食用。

❷ 外感实邪者慎食。

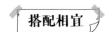

搭配相宜

食材	功效
鲫鱼+豆腐	健脾利胃，清心润肺
鲫鱼+赤小豆	健脾除湿，利水消肿

选购事宜

◆ 野生鲫鱼生长于河流、湖泊中，一般体形偏小，略带金黄者品质最佳，但市场上很少见；养殖鲫鱼体形偏大，背黑肚白，肉嫩而鲜味不足，在江河、湖泊养殖者品质又优于在池塘养殖者。

◆ 购买鲫鱼时选择鲜活、鱼鳞光洁完好、眼凸有神者为佳，大小按烹饪需要而定，150~900克为宜。

食用建议

1　鲫鱼红烧、清蒸、煮汤均可，煮汤最为普遍，与豆腐、豆芽搭配营养丰富，汤味鲜美。

2　鲫鱼剖开去鳞洗净后，可用黄酒或牛奶稍浸泡，既能去除鱼腥味，又能增加鱼肉的鲜味。

鲤鱼

鲤鱼又名龙门鱼，因鱼鳞上有十字纹理而得名。鲤鱼体态肥壮、肉质细嫩，富含蛋白质、维生素A、B族维生素及钾、镁、硒、锌等矿物质或微量元素，具有很高的营养保健价值，被列为"诸鱼之长，食品上味"。

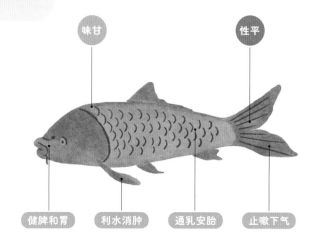

味甘　　　　性平

健脾和胃　　利水消肿　　通乳安胎　　止嗽下气

人群宜忌

❶ 尤其适宜肾炎水肿、肝炎黄疸、肝硬化腹水、营养不良性水肿、气虚咳喘、妊娠浮肿、胎动不安、产后缺乳者食用。

❷ 红斑狼疮、支气管哮喘、小儿腮腺炎、血栓闭塞性脉管炎、疔疮痈疽、荨麻疹、皮肤湿疹等疾病患者不宜食用。

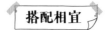

搭配相宜

食材	功效
鲤鱼+米醋	健脾下气，利水解毒
鲤鱼+白菜	和胃清热，利尿安胎

选购事宜

◆ 禾花鱼不同于其他鲤鱼，其为春种时放养在稻田中的鲤鱼，秋收时捕捞，鱼身亮黑，肉质细嫩，刺少肉多，有稻香味，无泥腥味，品质较一般鲤鱼佳。

◆ 购买鲤鱼时选择鲜活、鱼鳞光洁完好、眼凸有神、鱼身黏滑者为佳。

食用建议

1 鲤鱼的烹调方法很多，以红烧、油炸、糖醋为主，油炸时手提鱼尾，用热油淋浇鱼身，定形后再全部放入，可防变形。

2 禾花鱼用酸汤、盐煮过，烘干贮存，配上豆豉、蒜、姜、辣椒粉炒制，咸辣味鲜，堪称一绝。

3 鲤鱼鱼肚两侧各有一条白筋，烹制前从靠鳃部抽掉，可减轻腥味。

草鱼

草鱼又名鲩鱼、草鲩，与青鱼、鳙鱼、鲢鱼并称我国四大淡水鱼，广泛分布于我国中部至东部地区，以广东所产脆肉鲩品质最佳。草鱼生长快、体形大，最重可达40千克，肉质肥嫩、刺少味鲜，富含蛋白质等各种营养成分，具有很高的营养价值。

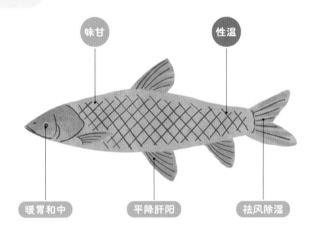

味甘

性温

暖胃和中

平降肝阳

祛风除湿

人群宜忌

❶ 尤其适宜脾胃虚弱、食欲不振、虚劳羸瘦、风虚头痛、高血压、久疟、心血管疾病者食用。

❷ 脾胃蕴热、外感实邪及诸疮疡病者不宜食用。

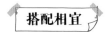

搭配相宜

食材	功效
草鱼+豆腐	补中益胃，利水消肿
草鱼+木耳	益胃和中，活血祛风

选购事宜

◆ 购买草鱼以活鱼为佳，鱼鳃鲜红、鱼鳞完整、鱼眼透亮，刚死不久者次之，体形较大的肉质紧密，偏小的肉质软、口感欠佳；鱼鳃色暗、鱼鳞不全、肉质松散或有异味的死鱼不宜购买。

食用建议

草鱼可烧、炒、蒸、炖等，烹调方法很多，炖时火候不宜太大，以免把鱼肉煮散。鱼头用于炖汤，营养及风味更佳。

鲢鱼

鲢鱼又名白鲢，属于鲤形目，主产于长江、黑龙江、珠江流域，以湖南、湖北产者最好，四季均可捕捞，又以冬季捞者最为肥美，但泥腥味稍重。鲢鱼春、夏、秋三季生活在中上水层，性急躁，善跳跃，鳞片银白细小，肉质软嫩细腻，刺细小而多，含有丰富的胶质蛋白，有健身美容之效。

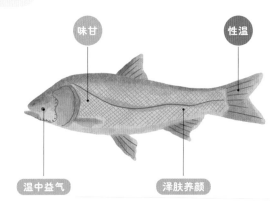

味甘

性温

温中益气

泽肤养颜

人群宜忌

❶ 尤其适宜脾胃气虚、营养不良、小便不利者食用。
❷ 脾胃蕴热、疮疡疥癣、红斑狼疮者不宜食用。

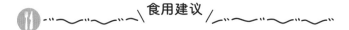

食用建议

鲢鱼可烧、炖、蒸、油浸等，尤以清蒸、油浸最能体现鲢鱼清淡鲜香的特点。

鲈鱼又名四鳃鱼、花鲈，有黄鲈、白鲈等品种，一般栖于近海，冬季洄游河口淡水中，我国主产于长江河口、舟山群岛以北的沿海地区，以天津北塘产者品质最佳，渔期分春、秋两季，立秋前后产者肉质肥美，品质上乘。鲈鱼生性凶猛，以小鱼虾为食，肉质呈蒜瓣形、白且细嫩、刺少清香、鲜味突出、无腥味，富含蛋白质、维生素、矿物质等营养成分，曾被奉为"东南佳味"。

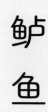

鲈鱼

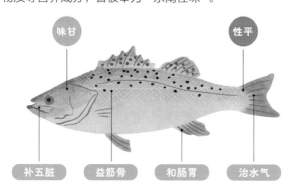

味甘　　　　　　　　　　　性平

补五脏　　益筋骨　　和肠胃　　治水气

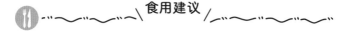

不同部位的牛肉

❶ 尤其适宜肝肾亏虚、脾胃不和、关节疼痛、妊娠水肿、胎动不安者食用。

❷ 皮肤病及诸疮疡者不宜食用。

🍴 食用建议

　　鲈鱼肉质白嫩、清香，没有腥味，最宜清蒸、红烧或炖汤，暴晒成鱼干一样香美，别有风味。

鳝鱼

鳝鱼即黄鳝，形体似蛇，故又有蛇鱼之名，生长在稻田、池塘、湖泊等水底淤泥层，全国各地均有出产，主产于长江流域、辽宁、天津等地，四季均可捕捞，以小暑前后捕者最为肥美。鳝鱼全身只有一根三棱刺，肉嫩味美，富含蛋白质、卵磷脂、DHA等，能促进人体大脑发育、提高记忆力，有补脑健身之效，古代常用作药膳。

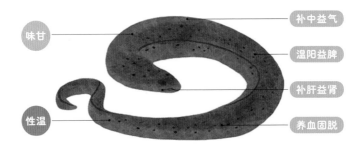

味甘

性温

补中益气

温阳益脾

补肝益肾

养血固脱

人群宜忌

1. 尤其适宜气血虚弱、肾虚腰痛、风湿痹痛、四肢无力、营养不良、脱肛、子宫脱垂、内痔出血、口眼歪斜者食用。
2. 实热或虚热、疮疡、皮肤病、痼疾宿病、哮喘、淋巴结结核、红斑狼疮、痢疾患者不宜食用。

选购事宜

◆ 鳝鱼头粗尾细、圆而细长、色泽黄褐、体滑无鳞，购买以遍身黏液丰富、色泽黄褐发亮、游动敏捷、无外伤及病害者为佳，忌买死鳝鱼。

食用建议

1　黄鳝肉味鲜美，骨少肉多，适宜炒、爆、烧等多种烹调方法。

2　鳝鱼宜现杀现做，死掉的鳝鱼体内组氨酸转变为有毒物质，不可食用。

3　鳝鱼体内易寄生一种叫颚口线虫的寄生虫，因此在烹煮鳝鱼时，一定要将鳝鱼烧熟煮透，以免使人体受到感染，导致厌食及皮肤不适。

4　鳝鱼与莲藕搭配，有助于机体酸碱平衡。鳝鱼属酸性，莲藕属碱性，两者皆富含蛋白质，搭配食用可使体内酸碱平衡。

5　鳝鱼与豆腐搭配，有利于钙的吸收。鳝鱼与豆腐皆富含钙，同食可使钙的吸收量加倍，并有助于发挥鳝鱼所含维生素A的护眼功效。

螃蟹

螃蟹又名"横行介士""无肠公子"，膏肥脂满、肉味鲜美，素为餐中珍味。螃蟹四季均有上市，农历8~9月为盛产期，中秋、国庆前后为吃螃蟹的最佳时节。海蟹与淡水蟹稍有区别，盛产期在公历3~5月和9~10月。

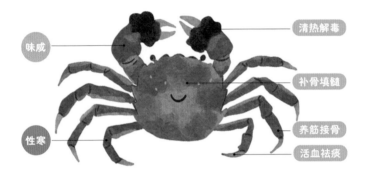

味咸

清热解毒

补骨填髓

养筋接骨

性寒

活血祛瘀

人群宜忌

❶ 尤其适宜跌打损伤、筋断骨碎、瘀血肿痛、黄疸、产妇胎盘残留者食用。

❷ 脾胃虚寒、大便溏薄、外感风寒、肝胆疾病、心血管疾病、瘙痒性皮肤病、痛经或月经过多、痛风、过敏者及孕妇不宜食用。

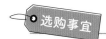 **选购事宜**

◆ 挑选螃蟹以背壳黑绿光泽、肚脐凸出、螯足上绒毛丛生、活动敏捷、手感沉实者为佳，死蟹不堪食用，弃之为宜。

◆ 雌蟹脐甲宽而圆，雄蟹脐甲窄而长，农历八九月间以选择雌蟹为佳，九月过后又以雄蟹为好。

◆ 阳澄湖大闸蟹有几大特点：蟹壳青灰、平滑光泽，肚脐和夹子晶莹洁白、无黑斑，螯足绒毛长而黄、根根挺拔，蟹爪金黄、坚挺有力。

食用建议

1　螃蟹适宜蒸、炸或煮，也可用于制作小吃点心，宜配上紫苏叶、生姜或醋汁烹制，以解蟹毒及寒性。

2　买回的螃蟹不忙冲洗，放入干净的缸或坛里，用糙米、黑芝麻及两个鸡蛋拌匀覆盖蟹盖，用棉布封住缸口，避光养3天左右取出，再洗净烹制。

3　蒸煮螃蟹宜冷水下锅，最好绑住，以防掉腿、流黄，食用时去掉鳃、沙包及内脏。

4　死蟹不宜食用，因为死蟹中会出现大量细菌及有害物质，可能会导致过敏性食物中毒。

5　螃蟹的鳃、沙包及内脏部分含有大量的细菌和毒素，烹调前应先去除。

6　螃蟹属高嘌呤食物，因此尿酸过高及痛风患者最好不吃或少吃。

7　螃蟹不宜过量食用，以免造成血脂过高，或是诱发过敏等病症。

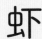

虾

虾有淡水虾和海水虾之分，常见的淡水虾有青虾、小龙虾和草虾，生长在江、河、湖泊等淡水水域。青虾分布广泛，南北均有，以白洋淀、太湖、微山湖产者最为著名；小龙虾主要分布在长江中下游地区，草虾也有广泛养殖；海虾则有对虾、龙虾、琵琶虾等种类，对虾即明虾，主产于长江出海口以北各海域，龙虾又称中国龙虾，主产于长江出海口以南海域，以海南岛及西沙群岛最多。虾肉含有丰富的蛋白质，以及钙、磷、铁等矿物质，肉质肥嫩鲜美、营养丰富，而且没有骨刺和腥味，具有很高的食用价值。

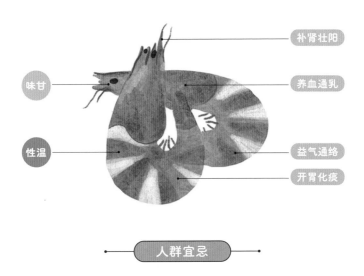

补肾壮阳

养血通乳

味甘

性温

益气通络

开胃化痰

人群宜忌

❶ 尤其适宜肾虚阳痿、男性不育、产妇乳汁不通、腰脚无力、心血管疾病及中老年人食用。

❷ 久病宿疾、过敏、疮疡疥癣者不宜食用，孕妇不宜多食。

选购事宜

- 一般来说，购买鲜虾以虾体完整、活动敏捷的活虾为最好，虾体完整、体表干燥洁净、甲壳密集且清晰鲜明、肌肉紧实、身体有弹性者次之，肉质疏松、颜色泛红、闻之有腥味者不宜购买。

- 鉴别野生海虾与养殖海虾：野生海虾须短、"虾枪"短、齿钝、质地坚硬，而养殖海虾的须子较长、"虾枪"长、齿锐、质地较软。

- 购买虾干或虾米，以肉质丰厚紧实、质地干燥、无霉变、无异味者为好，未添加色素的虾米外皮微红、肉质黄白，而染色虾米皮肉呈一致的红色。

食用建议

1 虾的烹饪方法很多，视其大小而定，可用于烧、炒、炸、蒸、煮汤或制作虾饺等，小如虾米者适宜作为配菜，与其他食材一同烹制。

2 烹制前宜去掉虾包和虾线，以及头部的长刺，龙虾还要"放尿"，以去除异味。

3 虾背上的虾线是虾尚未排泄完的废物，在食用前最好去除。

4 虾是容易引起过敏的食物，故过敏体质、气喘、皮肤病者不宜食用。

5 虾富含胆固醇，血脂过高者要避免食用过量。

田螺泛指田螺科的软体动物，生长于湖泊、河流、沼泽及水田等处，常见有中国圆田螺、中华圆田螺，我国大部地区均有分布，夏、秋季节捕捞。田螺的食用部分为肉质足，肉质丰腴细腻、味道鲜美，富含蛋白质及人体必需的氨基酸和微量元素，素有"盘中明珠"的美誉。

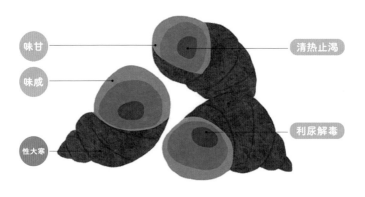

味甘

味咸

性大寒

清热止渴

利尿解毒

人群宜忌

❶ 适宜小便赤涩、脚气浮肿、目赤肿痛、黄疸、消渴、痔疮者食用。

❷ 脾胃虚寒、便溏腹泻、女性经期或产后者不宜食用。

选购事宜

◆ 购买时以个大、体圆、壳薄的活田螺为佳，其壳淡青无破损，掩片完整紧缩，无肉或汁液溢出，手感较为沉实，用手指轻压掩盖，有弹性者是活田螺，反之为死螺。

食用建议

1　田螺最常见的吃法是整个炒熟，然后吸吮或挑食，也可挑出生肉用于炒、炖或煮汤。炒田螺配以紫苏叶、豆豉、姜、辣椒及白糖和黄酒，不仅能降低田螺的寒性，而且滋味鲜美。

2　买回的田螺先在清水里蓄养，待其吐尽肚内污物，用小钳子夹去尾部，洗净即可烹制，一定要烹制熟透方能食用，以免感染寄生虫。

3　死掉的螺会因腐败而产生有毒物质，不宜再食用，以免中毒。另外，由于螺类外表有硬壳，在煮食时，至少要加热10~30分钟，让壳里的螺肉完全熟透，将螺内的细菌和寄生虫杀死后，才能安心食用。

4　螺与胡萝卜搭配，可保护眼睛、增进视力。螺和胡萝卜都富含对眼睛有益的成分，两者搭配食用，对眼睛的保健效果也会加倍。

5　与螺与奶油搭配，可促进钙的吸收。螺中富含钙，而奶油中的维生素D有助于人体对钙的吸收，故两者搭配能强化骨骼。

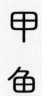

甲鱼

甲鱼即鳖，我国现存有斑鳖、山瑞鳖、珍珠鳖、中华鳖，其中斑鳖和山瑞鳖为国家保护动物；珍珠鳖有人工养殖的；中华鳖为最常见的品种，以长江中下游省份产量最高。甲鱼药食两用，来源为中华鳖和人工养殖的珍珠鳖。甲鱼富含蛋白质及多种维生素和矿物质，素为滋补珍品，而且肉味鲜美。

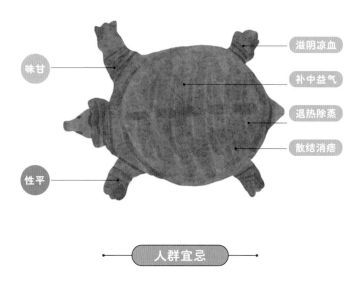

味甘

性平

滋阴凉血

补中益气

退热除蒸

散结消痞

人群宜忌

❶ 尤其适宜肝肾阴虚、骨蒸劳热、体质虚弱、营养不良、干燥综合征、低蛋白血症、高血压、各类型癌症及放化疗后人群食用。

❷ 脾胃虚寒、痰湿壅盛、食少便溏、孕妇或产后虚寒及肝炎、胆囊炎、胃溃疡等消化系统疾病者不宜食用。

选购事宜

◆ 甲鱼需选活的，以动作敏捷、裙边厚而上翘、腹部光泽、肌肉肥厚、无伤病者为好，"甲鱼大则老，小则腥"，以选择中等大小为好，尤以500克左右的母甲鱼为佳。

◆ 珍珠鳖椭圆形，颜色金黄光亮，背甲有珍珠样的斑点，头部较小；而中华鳖头部粗大，背甲暗绿色或黄褐色，无鲜明的淡色斑点。

◆ 温室下养殖的甲鱼活动空间小，不经常划动，所以爪子较短小，裙边较薄，易垂落，胶质较少，裙边以及爪子颜色更浅，但腹部颜色较深。

食用建议

1　甲鱼蒸煮、清炖最佳，香味浓郁、营养滋补，背甲四周柔软，下垂部分称"裙边"，含有丰富的胶质蛋白，口味浓厚鲜香，是甲鱼周身最鲜、最嫩、最好吃的部分。

2　甲鱼胆汁不苦，加少量水用于涂擦甲鱼肉，然后清洗，可去除甲鱼肉的腥味。其黄油腥味异常，宜去除干净。

3　甲鱼与粳米搭配，佐以调料煮粥食，可用于阴虚劳热、脱肛、脾肿大、久疟不愈。

4　甲鱼以裙边最为滋补，且不宜与苋菜、鸡蛋同食。

5　在烹饪过程中，可以加入各种调料和食材来丰富口感，如葱姜蒜、红枣、枸杞等。这些调味料能够增加食物的营养价值和口感层次。

鱿鱼

鱿鱼是中国枪乌贼的俗称，体呈圆锥形，生有10条触足，乍看与八爪鱼相似，我国主产于福建、台湾、广东、广西近海，渔期主要为春、夏两季。肉质富含蛋白质和矿物质，有很高的营养价值，丰富的钙、磷、铁含量尤其有利于青少年骨骼生长。

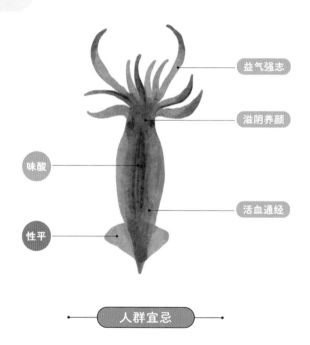

益气强志

滋阴养颜

味酸

活血通经

性平

人群宜忌

❶ 尤其适宜精血亏损、头晕耳鸣、遗精早泄、老年痴呆者及女性食用。

❷ 脾胃虚寒、心血管病、肝病、湿疹、荨麻疹者不宜食用。

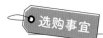

选购事宜

◆ 市场上常见的鱿鱼有两种，一种躯干肥大，别名"枪乌贼"；一种躯干细长，别名"柔鱼"，小"柔鱼"又叫"小管仔"。

◆ 优质鱿鱼干体形完整、鱼身柔软、肉质肥厚、略被白霜、微透红色、无霉点。嫩鱼色泽淡黄透明、较薄，老鱼色泽紫红、体形较大。颜色纯白或赤黄略带黑，以及有霉点者不宜购买。

食用建议

1 鱿鱼爆、炒、烧、煮汤均可，铁板鱿鱼尤其普遍。生鱿鱼含有一种多肽成分，必须熟透食用，以免导致胃肠功能紊乱。

2 鱿鱼中含有易诱发皮肤瘙痒、过敏的物质，因此易过敏体质者不宜食用鱿鱼。此外，由于生鱿鱼中含有一种多肽成分，容易影响肠胃蠕动，因此，鱿鱼最好煮熟透后再食用。

3 鱿鱼与辣椒搭配，可均衡营养、帮助消化。鱿鱼不易消化，而辣椒富含多种鱿鱼缺少的营养素，并含有膳食纤维，可均衡营养、帮助消化。

4 鱿鱼与玉米搭配，可增加维生素B_6的吸收。鱿鱼中含有维生素B_6，搭配含有维生素B_1和维生素B_2的玉米，可提高维生素B_6的功效，让贫血者拥有好气色。

带鱼

带鱼又名白带鱼、牙带鱼，鱼体长扁呈带状，分布广泛，居海产鱼类首位，我国沿海地区均有出产，以东海产量最大，舟山产者最佳，每年11~12月为盛产期。带鱼富含蛋白质和脂肪，肉肥刺少，味道鲜美，鲜食、腌制、冷冻均可。

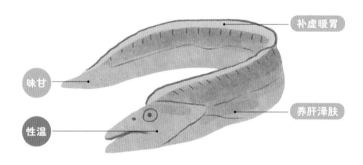

补虚暖胃

味甘

养肝泽肤

性温

人群宜忌

❶ 尤其适宜久病体虚、食少羸瘦、血虚头晕、皮肤干燥、营养不良者食用。

❷ 痈疽疮疡、湿疹、荨麻疹、淋巴结结核、支气管哮喘、红斑狼疮者不宜食用。

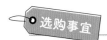 选购事宜

◆ 带鱼可分3类：钩钓的带鱼称钓带，体形完整，鱼体坚硬不弯，体大鲜肥，品质最好；用网具捕捞的称网带，体形完整，大小不均，品质中等；小带鱼称毛刀，鱼体损坏严重，刺多肉少，质量最差。

◆ 带鱼以鱼身银灰光泽、眼球饱满、角膜透明、鱼体宽厚富有弹性者为佳，鱼体发黄、光泽较差、有黏液、鳃黑、破肚者质量差，需慎重购买。

食用建议

1 带鱼腥味较重，适宜红烧或糖醋。

2 带鱼与胡萝卜搭配，可提高记忆力和注意力。带鱼富含DHA，若与富含胡萝卜素的胡萝卜搭配食用，可有效提高记忆力与注意力。

3 带鱼与芝麻搭配，可强化骨骼。带鱼中的维生素D有助于芝麻中的钙稳定于骨骼中，以达到强化骨骼的功效。

4 带鱼属于高嘌呤含量的鱼类，容易增加血液中尿酸浓度，因此，痛风及尿酸过高者不宜食用。

5 带鱼易诱发皮肤过敏，所以，凡过敏体质及患有湿疹、荨麻疹、红斑狼疮等病的人，都不宜食用。

扇贝

扇贝的食用部分为壳内肌肉，肉质洁白细嫩、味道鲜美，富含蛋白质、核黄素及钙、磷、铁等矿物质，营养丰富，制干后称"干贝"或"瑶柱"，为著名的海产八珍之一。干贝因富含谷氨酸钠，味道极鲜，而且腥味较鲜贝大减，故此古人有"食后三日，犹觉鸡虾乏味"之说。

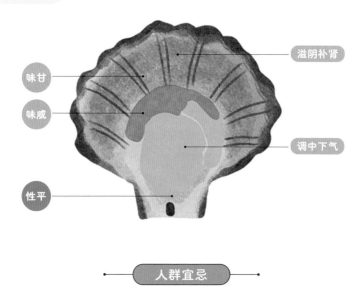

味甘

味咸

性平

滋阴补肾

调中下气

人群宜忌

① 尤其适宜脾胃虚弱、五脏亏损、气血不足、虚劳咳血、夜尿频多、营养不良、食欲不振、心血管疾病、糖尿病患者食用。

② 脾胃虚寒、痛风及宿疾者不宜食用。

选购事宜

- 一般来说，干贝要求颗粒完整干燥、大小均匀、坚实饱满、肉质干硬、色泽正常、被覆少量白霜，颜色变黑或白、受潮或虫咬者不宜购买。
- 活扇贝外壳紧闭，以大者为佳。冰冻扇贝要求外观光洁、出肉率高、肉粒大且饱满、肉色光泽无异味，干制品因产地不同质量有较大差异，日本产的江瑶柱粒大、呈棕色，属上品；大连产干贝呈黄白色、干爽而硬、气味清香，品质中等；越南产者黄色质软、盐含量较高，品质较差。

食用建议

1 无论鲜贝还是干贝，均可用于蒸、炒、炸或煲汤，本身极富鲜味，不用加味精或鸡精，放少量盐即可。日本人喜欢将扇贝配寿司和生鱼片一起食用，而我国南方人更喜欢用于煲汤。

2 清蒸扇贝是一种简单而美味的做法，能够保留扇贝的原汁原味，使扇贝口感鲜嫩，清香扑鼻。

3 扇贝具有健脾和胃的功效，脾胃虚弱、脘腹胀满、食欲不振、大便溏泄、肢倦乏力者常吃扇贝可以暖胃，缓解胃寒。

4 扇贝具有一定的美容护肤作用。扇贝中维生素E和B族维生素含量丰富，有助于改善肤质，延缓衰老和清除自由基，保持皮肤细嫩光滑，保持好气色。

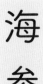

海参又名海鼠、海瓜，为海产八珍之一，种类较多，以刺参、乌参、乌元参、梅花参产量最多。海参肉质软嫩，富含蛋白质及多种药用保健成分，滋味腴美，风味高雅，既是珍贵的名馔佳肴，也是名贵的中药材，具有补肾益精、提高记忆力、延缓衰老等作用。

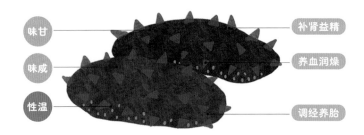

味甘　　　　　　　　　　　　　　　补肾益精

味咸　　　　　　　　　　　　　　　养血润燥

性温　　　　　　　　　　　　　　　调经养胎

人群宜忌

❶ 尤其适宜精血亏损、虚弱劳怯、阳痿梦遗、肠燥便秘、产后体虚、记忆力减退、小便频数、神经衰弱、心血管疾病、糖尿病患者食用。

❷ 痰湿体质、脾胃虚弱、伤风感冒、咳嗽痰多、类风湿、痛风、细菌性痢疾、急性肠炎及过敏者不宜食用。

选购事宜

◆ 海参有刺参和光参两类。刺参又分为普通刺参、中级刺参、珍品刺参。普通刺参一般是四排刺且不规则、分布较乱，中级刺参也是四排刺，但刺尖长且排列整齐，珍品刺参一般是五排刺，刺尖长、排列整齐；光参表面光滑无肉刺或有疣状突起，品质次于刺参。

◆ 无论鲜海参还是干海参，均以个大完整、肉厚皮薄、色泽纯正、体内无沙者为佳，野生海参背刺及底足均粗壮，肉质厚实有弹性，养殖海参因活动较少，背刺及底足均较细长，肉质松软弹性差，品质较野生海参差很多。

食用建议

1　海参适宜烧、炒、烩、炖等，与火腿、猪肉、羊肉等搭配，不仅营养美味，滋补作用也更强。泡发海参不宜沾油，也不宜久存。

2　海参富含胶质，不但可以补充体力，对于皮肤、筋骨都有保健功效，同时还能改善便秘症状。可是对于经常排软便和急性肠炎的人来说，海参的通便功效反而会造成腹泻，因此不宜食用。

3　海参和羊肉都属温补食材，可补血补身，两者搭配或先后食用，有助于强身健体、补充精力。

4　海参与木耳搭配，可有益筋骨、利于排便。海参和木耳都富含胶质且有助排便，除对筋骨有益，还能加速胆固醇排出体外。

海蜇

海蜇即水母，分布广泛，我国南北海域均有产出，以浙江沿海产量最多。海蜇常年生活在海底，每年8~9月间成群浮游于海面时捕捞，刚捕捞的新鲜海蜇含有毒成分，不能食用，需经石灰、明矾浸渍处理，才能用于制作美味菜肴。

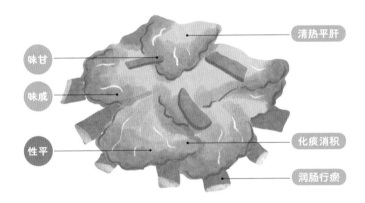

味甘

味咸

性平

清热平肝

化痰消积

润肠行瘀

人群宜忌

❶ 尤其适宜阴虚燥热、痰热咳嗽、食积痞胀、大便燥结、酒后烦渴、急慢性支气管炎、高血压患者食用。

❷ 脾胃虚寒、过敏者不宜食用。

选购事宜

- 海蜇越陈质感越脆嫩，表面有结晶盐粒；新海蜇潮湿柔嫩、色泽新鲜发亮、无结晶状盐粒或矾质，风干的海蜇变老质韧，不宜购买。
- 海蜇皮以体形完整、色白或淡黄、有光泽、肉质坚韧、无红斑及泥沙、无腥也无臭者为佳，海蜇头则以肉层完整坚实、色泽红棕、不易破裂、无异味者为好。

食用建议

1　海蜇适宜煮、炒或凉拌，凉拌时切成细丝，加入陈醋、蒜泥、香菜、香油，口感软滑弹润，酷似凉粉，是最常见、最简单的食用方式。

2　食用海蜇一定要煮熟。煮不熟的海蜇含有细菌，海蜇中的病菌主要是副溶血性弧菌，耐热性比较强，80℃以上才能杀灭。除了水中带来的细菌，海蜇中还可能存在寄生虫卵以及加工带来的病菌和病毒污染。一般来说，在沸水中煮4~5分钟才可较彻底地杀菌。

3　海蜇最好不要与空心菜等寒凉的食物一起食用。

海带是海藻类植物，长2~4米，叶片宽厚，富含碘、钙等矿物质元素及纤维素，素有"海上之蔬""含碘冠军"的美誉，对缺碘引起的甲状腺肿大有良好疗效，尤其适宜推广至西部缺碘地区，以预防缺碘引起的各种疾病。

海带

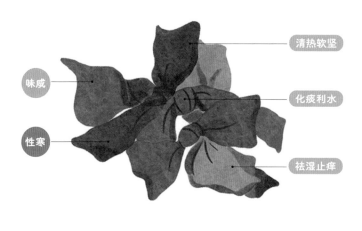

味咸

性寒

清热软坚

化痰利水

祛湿止痒

人群宜忌

❶ 尤其适宜瘰疬痰核、寒热瘰疬、肝硬化腹水、神经衰弱、心血管疾病及缺碘人群食用。

❷ 脾胃虚寒、甲亢、孕妇及乳母不宜食用。

选购事宜

◆ 市场上有湿海带和干海带两种，均以颜色浓绿或深褐、叶片宽厚、无枯黄叶、光泽有弹性者为佳。干海带表面被覆白霜，又有加盐和不加盐的区别，一般以不加盐的淡海带品质更好。购买时尽量挑选有"QS"标识的产品，颜色鲜艳的海带不宜购买。

食用建议

1　海带最常见的烹饪方法是凉拌和煮汤，适宜与豆腐、豆芽、绿豆、薏米、冬瓜、排骨等搭配食用。

2　由于全球水质污染的加重，海带中很可能存留一些有毒物质，故建议在烹调前先用水浸泡2~3个小时，中间至少换一次水，但浸泡时间不宜超过6小时，以免造成水溶性营养物质流失过多。

3　海带与鲷鱼搭配，可补足海带中缺少的EPA、DHA和维生素E，有助于预防慢性疾病。

4　海带与毛豆搭配，可改善便秘、降血压。海带和毛豆都含有粗纤维，且毛豆还有大豆蛋白，两者搭配食用，有助于改善便秘、降低血压。

5　海带与菠菜搭配，对骨骼、牙齿有益。海带与菠菜都含钙和磷，适量搭配食用，有助于维持人体磷与钙的平衡。

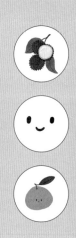

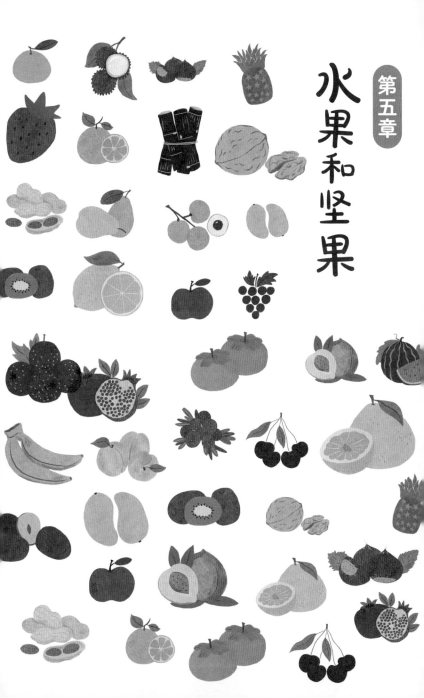

第五章

水果和坚果

橘子

橘子含有丰富的维生素、矿物质等成分，营养丰富，色香味兼优，既可鲜食，又可加工成果汁等成品，产量居百果之首。橘子中含有170余种植物化合物和60余种黄酮类化合物，大多数是天然抗氧化剂，有防病保健的良好作用。

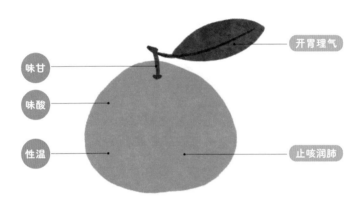

味甘

味酸

性温

开胃理气

止咳润肺

人群宜忌

❶ 尤其适宜呕逆少食、胸膈结气、胃阴不足、口中干渴、肺热咳嗽及饮酒过度者食用。

❷ 胃及十二指肠溃疡、风寒咳嗽、痰多清稀者不宜食用。

搭配相宜

食材	功效
橘子+冰糖	开胸理气，润肺止咳
橘子+黑木耳	生津润肺，理气止痛

选购事宜

- ◆ 橘子有多个品种，大小不一。一般来说，以个头中等、表皮光滑、弹性好为佳。橘子尾部有小圆圈的比是小圆点的更甜。
- ◆ 挑选金橘的方法与其他橘子大致相同，以皮薄、透过皮能闻到清香的为佳，鲜金橘用手轻捏表皮会出现少许汁液，说明品质好。

食用建议

1　橘络具有通络化痰、顺气活血的作用，对慢性支气管炎、冠心病、久咳引起的胸胁疼痛不舒等有一定的辅助治疗作用，吃橘子时不建议将橘瓤外的橘络扯得干干净净。

2　鲜橘皮不宜用来泡水喝或直接食用，因为市场上买回的橘子外皮大多残留有保鲜剂和农药成分，且鲜橘皮含有较多挥发油，未经炮制，并不具备陈皮的功能。

香蕉

香蕉含有丰富的蛋白质、糖类、钾、磷、维生素A、维生素C和膳食纤维，营养高、热量低。传说佛祖释迦牟尼因为吃香蕉而获得智慧，故有"智慧之果"之称。德国的研究人员还发现香蕉可促进大脑分泌内啡肽，有助于改善抑郁不安等不良情绪，因此在欧洲又有"快乐水果"之说。

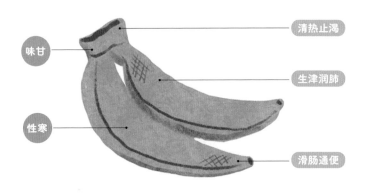

味甘

性寒

清热止渴

生津润肺

滑肠通便

人群宜忌

❶ 尤其适宜口干烦躁、肺燥咳嗽、咽干喉痛、大便秘结、痔疮、大便带血、上消化道溃疡、宿醉、高血压、冠心病、动脉粥样硬化者食用。

❷ 脾胃虚寒、便溏腹泻者不宜多食、生食，急慢性肾炎及肾功能不全者不宜食用。

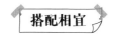

搭配相宜

食材	功效
香蕉+牛奶	生津润肠，益肺胃
香蕉+燕麦	益胃安神，通便秘

选购事宜

- 挑选香蕉以果形端正、均匀，整把香蕉无缺损和脱落，表面光滑、色泽鲜亮，无病斑、无创伤，果皮易剥离，果肉稍硬，捏上去不发软，口感香甜、不涩、无怪味的为佳；皮黑肉软或果柄泛黑、枯干皱缩者不宜购买。
- 购买香蕉要分清品种，了解它们的外形特征，根据自己的喜好挑选大蕉、香牙蕉或粉蕉，这3种蕉在外形上有明显区别，容易区分。另外，芭蕉形似香牙蕉，但芭蕉只有3条棱，食用品质稍差。

食用建议

1　便秘之人可于早晚各吃1根香蕉。
2　痔疮及便后出血者，可用香蕉2个，不去皮，炖熟，连皮服用，有良效。

苹果

苹果酸甜可口，营养丰富，含有多种维生素、矿物质、糖类、苹果酸及芳香类化合物，不仅能益胃生津、提神解郁，还能促消化、减肥美容，几乎是现代都市女性每日必食的美容佳品。

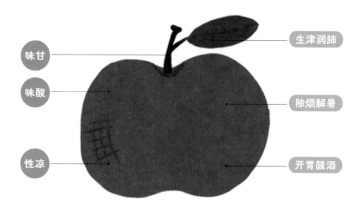

味甘

味酸

性凉

生津润肺

除烦解暑

开胃醒酒

人群宜忌

❶ 尤其适宜婴幼儿、中老年人食用，孕妇每天吃1个苹果可减轻孕期反应。

❷ 适宜烦热口渴、饮酒过度、消化不良、气滞不通、便秘、慢性腹泻、神经性结肠炎、高血压、高脂血症及肥胖者食用。

❸ 急慢性肾炎、糖尿病者不宜食用。脾胃虚寒及白细胞减少症、前列腺肥大者不宜生吃。

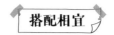

搭配相宜

食材	功效
苹果+蜂蜜	益胃生津，养阴润燥
苹果+枸杞	健脾益胃，生津止渴

选购事宜

- 苹果品种很多，一般来说，以个大适中、果皮光洁、颜色艳丽、软硬适中、果皮无虫眼和损伤、肉质细密、酸甜适度、气味芳香者为佳。
- 红富士以果皮颜色红艳、多条纹，果柄有同心圆者为佳；秦冠以稍软者较甜，硬而按不动者味酸；黄元帅果皮发黄，麻点越多越好，轻的比较面，重的较脆；黄香蕉以色青略黄，麻点多的为好；青苹果色青而硬者较脆，泛黄者较面。

食用建议

1. 苹果每天吃1~2个即可，尽量选择在下午前，饭前半小时或饭后半小时食用。苹果核中含有微量氰化物，注意不要嚼碎和吞食。

2. 成熟的苹果会释放乙烯，与其他未熟透的水果一起存放，能起到催熟的作用。

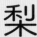

梨被誉为"百果之宗"，果肉鲜嫩多汁、酸甜适口，又有"天然矿泉水"之称。梨富含糖类、蛋白质、脂肪及多种维生素和钙、磷、铁等矿物质，含有较多的糖分和水分，具有清热生津、润肺止咳的功效，秋季每日吃一两个梨可缓解秋燥引起的皮肤瘙痒、口鼻干燥、干咳少痰等不适。

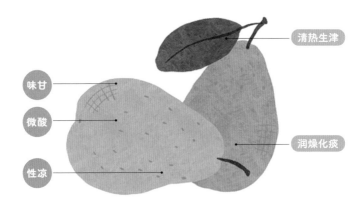

清热生津

味甘

微酸

性凉

润燥化痰

人群宜忌

❶ 尤其适宜咳嗽痰稠、少痰或无痰，干咳咯血，热病口渴、咽干，酒后烦渴，以及慢性支气管炎、肺结核、高血压、心脏病、肝炎、肝硬化者食用。

❷ 脾虚便溏、寒痰咳嗽或风寒咳嗽、糖尿病、胃溃疡、夜尿频多者不宜食用。

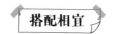

搭配相宜

食材	功效
梨+冰糖	清热生津，润肺止咳
梨+丁香	养阴生津，益胃止呕

选购事宜

- ◆ 梨的品种较多，一般来说，以带果柄、大小适中、果形端正饱满、色泽新鲜、皮薄、无虫眼和损伤、核小肉细、嚼之无渣、酸甜适度、香味浓郁者为佳。

- ◆ 梨的底部有一个凹陷，凹陷范围大而深者水分多，果肉细腻；凹陷小而浅者水分少，果肉较粗糙。

食用建议

1　梨除可生吃外，还可榨汁、制酱、炖煮、蒸熟食用，生吃和熟吃的作用稍有差别，"生用，消六腑之热；熟用，滋五内之阴；实火，生用；虚火，蒸熟用"。

2　冰糖蒸雪梨，可生津止渴、润肺化痰，是我国民间的传统食疗佳品。胃阴虚而呕逆反胃者，可用丁香插入梨内，火上煨熟食用。

杨梅

杨梅色泽鲜艳，酸甜适口，素有"初疑一颗值千金"的美誉。杨梅富含纤维素、矿物质、维生素、氨基酸等成分，具有很高的营养价值，是天然的绿色保健食品。杨梅的品种很多，可鲜食，也可腌制贮藏，《本草纲目》记载杨梅"有红、白、紫三种，红胜于白，紫胜于红，颗大而核细，盐藏、蜜渍、糖收皆佳。"

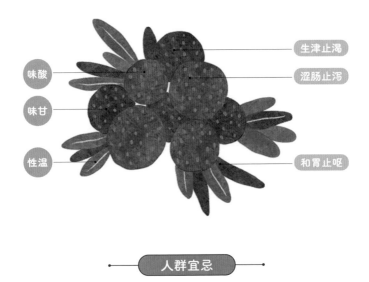

味酸

味甘

性温

生津止渴

涩肠止泻

和胃止呕

人群宜忌

❶ 尤其适宜肝胃不和而呕哕、饮食不消、泄泻下利，以及咽干口渴、食欲不振、饮酒过度、头风头痛者食用。

❷ 胃及十二指肠溃疡、胃酸过多、糖尿病患者不宜食用。

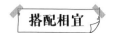

搭配相宜

食材	功效
杨梅+荸荠	生津止渴，清热解毒
杨梅+绿豆	清热解毒，健脾开胃

选购事宜

◆ 一般来说，挑选杨梅以颗粒饱满、色泽新鲜、外有圆刺、气味清香纯正、肉质酸甜多汁、无虫、无伤者为佳；外有尖刺、有酒味者品质差，不宜购买。

食用建议

1 杨梅酒有两种做法，一种是绞汁酿制，工艺稍复杂；另一种是直接用白酒浸泡，但要讲究方法才能泡出好酒。酒要没过杨梅并尽量充满容器，以减少空气接触，避光保存，泡制过程中忌与铁器接触，可根据个人口味，泡制前在白酒中融入冰糖、蜂蜜。

2 杨梅清洗前不要放入冰箱，清洗时在水中放入少许盐，能促使果肉里面的"虫子"更快爬出。

葡萄

葡萄含有丰富的糖类、矿物质、维生素及多种具有生理功能的物质，能快速补充电解质，具有缓解疲劳、抗癌、抗衰老等作用。葡萄具有一定的抗凝能力，能更有效地阻止血栓形成，预防心血管疾病发生。

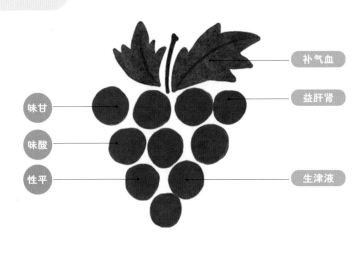

味甘

味酸

性平

补气血

益肝肾

生津液

人群宜忌

❶ 尤其适宜肺虚咳嗽、盗汗者，以及肾炎、水肿、高血压、贫血、神经衰弱、体倦乏力、风湿性关节炎、关节疼痛者食用，儿童、孕妇、未老先衰者适宜食用。

❷ 脾胃虚寒、糖尿病、便秘患者不宜多吃。

搭配相宜

食材	功效
葡萄+枸杞	补肝益肾，养血明目
葡萄+红枣	生津益胃，补气养血

选购事宜

◆ 一般来说，挑选葡萄以大小均匀、颗粒饱满、外有白霜、枝梗新鲜牢固、气味清香纯正者为佳；枝梗干枯、果粉残缺、果穗稀松、有酒味者品质差，不宜购买。

食用建议

1. 葡萄除可鲜食外，还可制干、榨汁、制罐头或果酱，酿酒有专用的酒用品种。
2. 清洗葡萄时在水中加入少量面粉，轻轻搅拌后换清水冲洗即可。
3. "吃葡萄不吐葡萄皮"是有其道理的。因为葡萄很多的营养成分贮存在表皮中，若是单吃果肉，会失去很多营养素，减少营养成分的完整摄取。

桃子

桃素有"寿桃""仙桃"的美称，因其外形美观、肉质甜美，被称为"天下第一果"。桃子营养丰富，含有糖类、蛋白质、粗纤维、矿物质及有机酸和挥发油等成分，尤其含有丰富的铁和钾，是低血钾和缺铁性贫血患者的不二选择。桃有多个品种群，又有很多亚种，品种优良者不胜枚举。

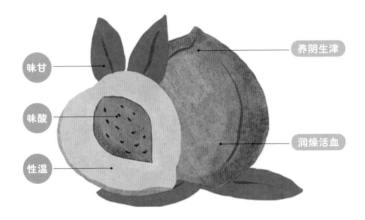

味甘

味酸

性温

养阴生津

润燥活血

人群宜忌

❶ 尤其适宜咽干口渴、肠燥便秘、虚劳喘嗽、阳虚肾亏、自汗盗汗、肝病、水肿、疝气、女子痛经及老年体虚者食用。

❷ 内热偏盛、痈疮疔疖、毛囊炎、糖尿病、胃肠功能欠佳，以及老人、婴幼儿、孕妇、月经过多者慎食。

搭配相宜

食材	功效
桃子+牛奶	清凉解渴，利水消肿
桃子+冰糖	补中益气，养阴生津

选购事宜

- 一般以果形端正、色泽新鲜、气味清香纯正，无虫蚀、瘢痕、损伤者为佳。
- 水蜜桃以个大规整、白里透红者为上乘；蟠桃以大小适中、果肉肥厚、气味浓香者为佳；油桃以色红均匀、手感光滑者为好；硬肉桃以色泽均匀、硬度适中者为宜。

食用建议

1 桃子既可鲜食，也可做脯、煎汤，食用花样很多。

2 食用毛桃前要洗净绒毛，可在清水中加入少量食用碱，稍浸泡，有助于脱毛。

3 桃与苹果都含有膳食纤维与有机酸成分，能够刺激肠蠕动，有助于保持大便畅通。

4 桃与葡萄柚同食，可红润肤色、预防贫血。桃、葡萄柚所含的维生素C和铁结合，可促进人体吸收铁，使脸色红润。

柚子

柚肉和柚皮均含有丰富的维生素、矿物质、糖类、挥发油等成分，而且口味酸甜，略带苦味，具有开胃消食、顺气化痰等作用，有助于降低血糖、血脂和减肥美容，柚皮中还含有类似黄酮类的物质，有良好的抗炎作用。

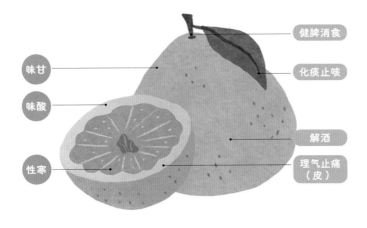

味甘

味酸

性寒

健脾消食

化痰止咳

解酒

理气止痛（皮）

人群宜忌

❶ 尤其适宜食欲不振、消化不良、慢性支气管炎、咳嗽、痰多气喘、饮酒过量者食用。

❷ 脾胃虚寒及女性经期和寒性痛经者不宜食用。

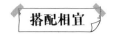

搭配相宜

食材	功效
柚子+鸡肉	温中益气，补肺消痰
柚子+蜂蜜	温中理气，和胃止呕

选购事宜

◆ 一般来说，同一品种的柚子以个大皮黄、头尖底宽、质重为佳。

◆ 柚子宜选择果皮着色均匀、光滑鲜亮者。手感较硬者皮薄肉多，若是感觉松软或者皮较厚者多不成熟。

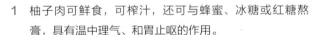

食用建议

1　柚子肉可鲜食，可榨汁，还可与蜂蜜、冰糖或红糖熬膏，具有温中理气、和胃止呕的作用。

2　蜂蜜柚子茶为柚子连皮与蜂蜜制成，经常饮用可稳定血脂、血糖，且可清肠理胃，利于减肥。

3　柚子皮也有一定食用价值，但烹制前需稍煮去除苦味，也可直接煮水用于熏洗冻疮。

橙子

橙子是柚子与橘子的杂交品种，富含维生素C、钙、磷、胡萝卜素、柠檬酸、橙皮苷及醛、醇、烯类等物质，具有很高的营养价值。研究发现，每天适当饮用橙汁，可增加体内高密度脂蛋白的含量，有利于预防心血管疾病；橙子特有的清香味还能缓解女性的紧张情绪，是深受女性喜爱的"疗疾佳果"。

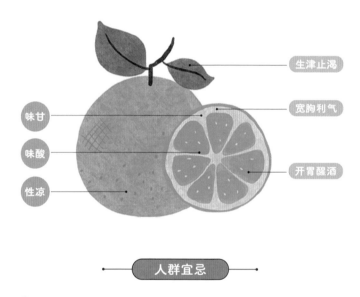

生津止渴

宽胸利气

开胃醒酒

味甘

味酸

性凉

人群宜忌

❶ 尤其适宜食欲不振、胸膈满闷、恶心欲吐、腹胀作痛、便溏泄泻、高血压、高血脂、胆囊炎及饮酒过多或宿醉者食用。

❷ 气虚发热者及糖尿病、溃疡病、胃酸过多者不宜食用。

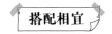

搭配相宜

食材	功效
橙子+黄酒	理气消肿，通乳止痛
橙子+蜂蜜	和胃消食，降逆止呕

选购事宜

◆ 脐橙的底部一般有一个圆圈，内有突出的"脐"，但也有无圈无"脐"的脐橙，一般有圈有"脐"者味甜汁多，无圈无"脐"者品位稍差。

◆ 橙子的表面要干净光洁，但并非越光滑越好，非常光滑者可能经过了"美容"处理。

◆ 橙子的品种多，颜色有橙色、橙红、淡黄不等，一般以着色均匀、色泽新鲜、中等大小、果皮光滑、清香外溢、弹性好者为佳。

食用建议

1 橙子连皮与白糖或生姜、甘草、檀香做饼，宽胸理气、和中开胃、生津止渴的作用更佳，可用于胸闷脘胀、咳嗽咯痰、恶心食少及醉酒等病症。

2 吃橙子时先将橙子烘热，皮肉更易分离。

3 橙子适宜鲜食或榨汁饮用，也可做成果冻、果酱，橙汁用于糕点或菜肴的调味，口味酸甜，清香可口。

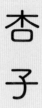

杏子

杏的果肉、果仁均可食用，按具体用途可分为肉用型、仁用型和兼用型3种，果肉和果仁均含有丰富的蛋白质、脂肪、糖类、维生素和矿物质，杏仁中还含有苦杏仁苷等成分，对呼吸系统疾病有良好缓解作用。

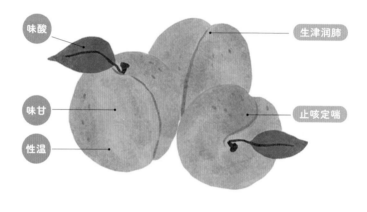

味酸

生津润肺

味甘

止咳定喘

性温

人群宜忌

❶ 尤其适宜胃阴不足、咳嗽喘满、咽干口渴及慢性支气管炎、肺结核者食用。

❷ 产妇、幼儿及糖尿病患者不宜吃杏或杏制品。

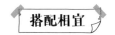

搭配相宜

食材	功效
杏仁+梨	清热化痰，润肺止咳
杏仁+百合	润肺止咳，清心安神

选购事宜

- 一般来说，购买杏子以个大匀称、光滑色鲜、味甜清香、汁多核小、粗纤维少者为佳；成熟度适中的杏子酸甜爽口，过生则酸而不甜，过熟者酥软少汁或有异味。
- 杏干、果脯以肉质丰满厚实、软硬适中、水分较少者为佳，包装产品需注意包装是否完整及生产日期、保质期等信息。
- 杏仁有南杏仁和北杏仁之分，二者外形相似，难于区分，但南杏仁又称甜杏仁，味甜无毒，而北杏仁又称苦杏仁，味苦有毒，多作药用。购买时以颗粒饱满均匀、皮纹清楚不深、干燥、无破损、无霉变和虫蛀者为佳。

食用建议

1. 杏可鲜食，也可加工制成杏干、果脯等食品。
2. 南杏仁味甜无毒，可作小吃食用，或用于制作点心、酱菜、糖水；北杏仁味苦有毒，药用价值高于南杏仁，若是用于食疗治病，宜选北杏仁，但不可生吃。

枣子

枣中富含蛋白质、脂肪、糖类、维生素、矿物质等营养素，尤其含有丰富的维生素C，不仅可直接食用或药用，还是提取维生素C或加工红糖的原料。枣性味甘温，生食益气生津，熟用补益气血，不仅是常用中药，也是日常养生保健、护肤美颜的佳品。

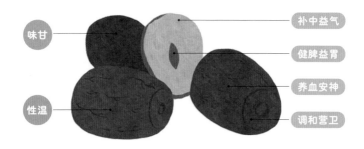

味甘

性温

补中益气

健脾益胃

养血安神

调和营卫

人群宜忌

❶ 尤其适宜脾胃虚弱、气血亏虚、营卫不调及中老年人、青少年、女性食用。

❷ 脾虚湿盛、脘腹胀满、虫积龋齿、牙病作痛、胃酸过多及痰热咳嗽者不宜食用。

搭配相宜

食材	功效
枣+木耳	补益气血，安神养颜
枣+山药	健脾益气，养血益精

选购事宜

◆ 红枣干以果皮深红或暗红、粒大均匀、短壮圆整、皱纹少、痕迹浅、皮薄核小、肉质厚而细实、干燥无虫蛀者为佳。

◆ 蜜枣以粒大均匀、饱满硬实、外有糖霜者为佳。黑枣与红枣干外形一致，以皮黑光亮、黑里泛红者为佳。

◆ 青枣一般为青绿色或有褐红色斑块，以个大适中、形状规则、有清香味者为佳，果皮有2/3绿色、1/3褐红色者味更甜。

食用建议

1 红枣干或青枣均可生食，但一次不宜食用过多，枣干连皮生食易引起腹胀、泄泻等不适，煮熟食可以避免。

2 红枣干是补血益气的良药，与桂圆、花生、银耳煲汤效果更佳，与薏米、粳米煮粥可健脾益气。

柿子

柿子有多个品种，果形有球形、扁圆、近圆锥形、方形，颜色从浅橘黄色到深橘红色不等，国产品种多有涩味，需熟透脱涩或人工脱涩后食用。柿子含有丰富的糖类、果胶、维生素和矿物质，糖类组成主要为蔗糖、葡萄糖和果糖，有较高的营养价值。

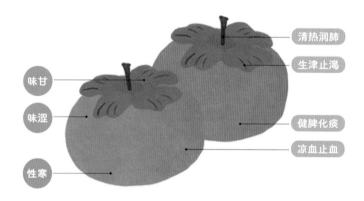

味甘

味涩

性寒

清热润肺

生津止渴

健脾化痰

凉血止血

人群宜忌

❶ 尤其适宜肺热口渴、口干口渴、胃热呕吐、大便干结及高血压、甲状腺疾病者食用。

❷ 脾胃虚寒、肠鸣腹泻、痰湿内盛、外感咳嗽、疟疾、慢性胃炎、消化不良及产后、胃大部切除术后不宜食用。

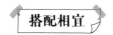

搭配相宜

食材	功效
柿子+黑豆	清热除烦，生津润肺
柿子+蜂蜜	清热润肺，化痰散结

选购事宜

◆ 购买柿子以果形规则、表皮光泽新鲜、无斑点、无伤烂、无裂痕者为佳。色黄而硬者存放时间较长，色红黄透亮、肉质软者适宜现买现吃，不耐储存。

◆ 购买柿饼以个大扁圆、表皮无破裂、无腐烂变质、柿霜厚白、肉质棕红透亮、软糯香甜、没有涩味、无渣或少渣者为佳；表面发黑或无霜、霜层松散易落者不宜购买。

食用建议

1 柿子可生吃，也可制作柿饼、果脯，柿饼表面的白霜称柿霜，是柿子析出的精华，不应丢弃。

2 空腹不要吃柿子，且不宜与高蛋白食物混合食用。

石榴

石榴果近球形，成熟后籽粒饱满多汁，晶莹剔透，酸甜可口，含有丰富的碳水化合物、维生素和矿物质，其维生素C含量是苹果和梨的近2倍，而且含有多种生物碱，具有广谱抗菌和驱虫的作用。

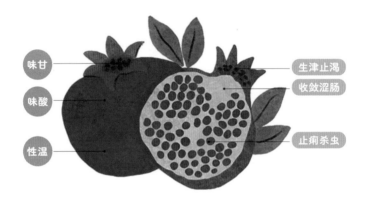

味甘
味酸
性温

生津止渴
收敛涩肠
止痢杀虫

人群宜忌

❶ 尤其适宜咽干口燥、烦热燥渴、久泻久痢、口臭、便血者食用。

❷ 实热积滞、便秘、尿道炎、糖尿病患者不宜食用。

搭配相宜

食材	功效
石榴+豆浆	补虚养胃，生津润燥
石榴+高粱	涩肠止泻，和胃消积

选购事宜

◆ 购买石榴一般以色彩光泽、个大而重、果皮饱满紧绷有微凸、无破损者为佳；表皮黑色斑块者不宜购买。

◆ 市场上的石榴有红、黄、绿3种颜色，红者稍酸，黄者最甜。

食用建议

1 石榴可鲜食、榨汁，或做水果色拉。

2 石榴皮有较强的抗菌杀虫和收敛止泻作用，煎汤或焙干研末，内服或外用，对黄水疮、赤白痢下、久泻久痢等病症有一定的食疗作用。

3 石榴中含有机酸，食用过多会感到牙酸，可能对牙齿的珐琅质产生一定的腐蚀，其汁液中的色素可能会使牙齿染色，因此，吃石榴后一定要及时漱口或刷牙。

柠檬

柠檬富含维生素、矿物质、柠檬酸、苹果酸、橙皮苷等物质，味虽极酸，却是典型的高钾低钠的碱性水果，有很高的营养价值。极丰富的维生素和柠檬酸使柠檬具备促进新陈代谢、抗衰老和抑制色素沉着的作用，是天然的美容佳品。

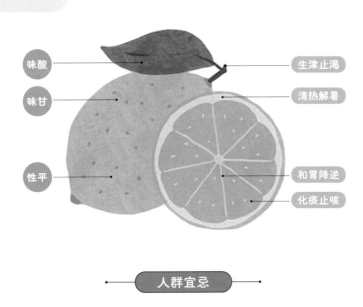

味酸
味甘
性平

生津止渴
清热解暑
和胃降逆
化痰止咳

人群宜忌

❶ 尤其适宜暑热烦渴、消化不良、纳呆呃逆、坏血病、肾结石、妊娠呕吐及高血压者食用。

❷ 胃溃疡、胃酸过多、龋齿、糖尿病患者不宜食用。

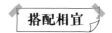

搭配相宜

食材	功效
柠檬+甘蔗	益胃生津，止渴除烦
柠檬+马蹄	生津润肺，化痰止咳

选购事宜

- 购买柠檬以个头中等、果形椭圆似橄榄球状、两端突起稍尖、表皮紧绷、鲜黄亮丽、手感硬实、香气浓郁者为佳。
- 果形较圆者酸度低，果皮有霉点者不宜购买。

食用建议

1 柠檬太酸，不宜鲜食，可榨汁、配菜、腌渍、切片泡茶等。

2 柠檬香气浓郁，能祛除肉类、水产等食物的膻腥味，并能使肉质口感更加细嫩；放于泡菜坛中，能使泡菜清脆爽口。

3 柠檬置于冰箱或居室，不仅能祛除异味，使空气清新，还能舒心减压，改善郁闷心情。

草莓

草莓外观呈心形，鲜美红嫩，柔软多汁，甘酸宜人，芳香馥郁，果肉富含糖类、蛋白质、果胶及多种维生素、矿物质，并含有大量的天冬氨酸，能平和有效地清除体内的重金属离子，具有很高的营养保健价值。

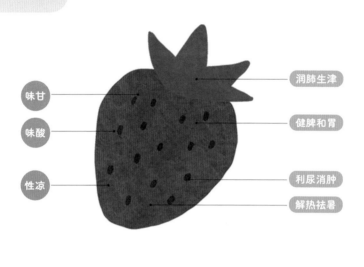

味甘

味酸

性凉

润肺生津

健脾和胃

利尿消肿

解热祛暑

人群宜忌

❶ 尤其适宜烦热口渴、肺热咳嗽、咽喉肿痛、口舌生疮、声音嘶哑、食欲不振者食用。

❷ 痰湿内盛、大便溏泄、尿路结石者不宜多食。

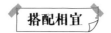

食材	功效
草莓+牛奶	清热解渴，养心安神
草莓+山楂	健胃消食，益胃养阴

选购事宜

◆ 购买草莓以果形匀称、大小适中、表面光亮、有细小绒毛、气味清香者为佳，自然成熟的草莓内部红色，近心部分稍有白色，味甜。

◆ 激素催熟的草莓个大或畸形，色彩不均，青红分明，内部大部分为白色、有空洞，味淡，不宜购买。

食用建议

1　草莓洗净，用白糖腌渍或与牛奶泡食，不仅健胃消食、生津益胃，而且风味独特。

2　草莓表面粗糙，用清水冲洗后再用淡盐水或淘米水稍浸泡，能有效清除表面的有害物质。

荔枝

荔枝果肉晶莹如凝脂，富含糖类、蛋白质、脂肪、果胶、维生素、矿物质等成分，营养丰富、口味香甜。因唐朝杨贵妃非常喜欢吃荔枝，而有"一骑红尘妃子笑，无人知是荔枝来"的千古名句流传于世。

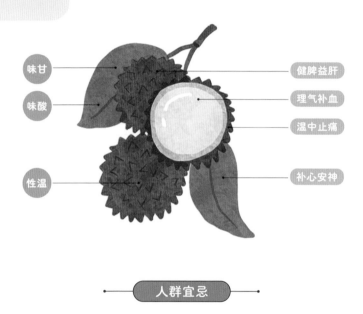

味甘

味酸

性温

健脾益肝

理气补血

温中止痛

补心安神

人群宜忌

❶ 尤其适宜病后体虚、食欲不振、顽固性呃逆、脾虚泄泻、贫血、产妇、老人及体质虚弱者食用。

❷ 阴虚火旺者及咽喉干痛、牙龈肿痛、鼻衄、糖尿病患者不宜食用。

搭配相宜

食材	功效
荔枝+红枣	益气养血，健脾止泻
荔枝+绿豆	健脾益气，消肿止痛

选购事宜

◆ 一般来说，购买荔枝以色泽鲜艳、个大均匀、软硬适中、皮薄肉厚、核小、质嫩多汁、味甜而香者为佳。

◆ 荔枝通常成熟前即采摘上市，因此新鲜的荔枝颜色并不均匀，常红绿相间，果色均匀艳丽者可能已经过处理。

食用建议

1　食用荔枝时适当饮用淡盐水、凉茶或绿豆汤，可有效预防上火。

2　鲜荔枝虽然好吃，但一次不宜食用太多，因其能直接引起血糖下降，出现头晕、心慌、脸色苍白、冷汗、手足无力等低血糖症状，轻者饮用高浓度糖水可解，严重者需及时送医。

龙眼

龙眼有"南桂圆北人参"之称。果肉乳白色半透明、细嫩甜蜜、美味可口，制成龙眼干后肉质棕褐半透明、质地柔润、味甜微香，其中含有丰富的葡萄糖、维生素C、维生素K等营养成分，具有很高的食用价值和药用价值。制干的龙眼肉是常用的中药之一，可用于缓解气血不足、心悸怔忡、健忘失眠等病症。

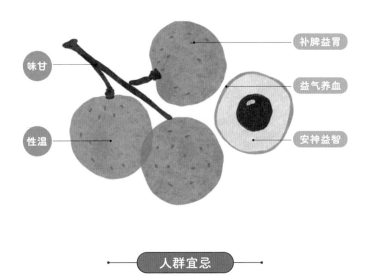

味甘

性温

补脾益胃

益气养血

安神益智

人群宜忌

❶ 尤其适宜气血不足、心悸怔忡、健忘失眠、血虚萎黄、思虑过度、神经衰弱、病后或产后体虚、女性更年期及老年人食用。

❷ 舌苔厚腻、气壅胀满、肠滑便泻、风寒感冒、消化不良、糖尿病、痈疮疔疖、盆腔炎、尿道炎、月经过多者不宜食用，孕妇及少年儿童不宜多食。

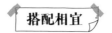

搭配相宜

食材	功效
龙眼+当归	健脾益气，补血养血
龙眼+鸡蛋	补脾养血，安神润燥

选购事宜

◆ 购买鲜龙眼以颗大而圆、软硬适中、肉厚柔软、透明或半透明、肉核易分离、无汁液溢出、口味香甜、无异味者为佳。

◆ 购买龙眼肉以肉厚片大、色棕黄、味浓甜、干燥洁净者为佳。

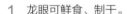

食用建议

1　龙眼可鲜食、制干。

2　龙眼肉健脾养血、安神益智，与大枣、莲子、糯米等搭配效果更佳。

3　龙眼属于湿热水果，机体上火或有炎症时，不建议食用。

4　龙眼含糖量较高，血糖较高的人不建议食用，否则易引起血糖升高，不利于健康。

5　吃龙眼干过多容易上火，建议每天不要超过20颗。用龙眼干熬汤不易引起上火，但建议汤里不要放超过10颗龙眼干，注意控制糖分。

山楂

山楂含有糖类、蛋白质、脂肪、维生素、矿物质、胡萝卜素、苹果酸、枸橼酸、果胶等物质，自古即是健脾开胃、消食化滞、活血化痰的良药，尤其对肉食滞积有很好的疗效，与神曲、麦芽并称"焦三仙"。研究表明，山楂还具有降压、降脂、强心等作用。

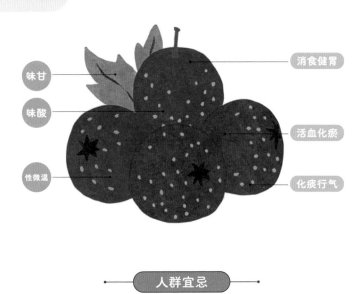

味甘

味酸

性微温

消食健胃

活血化瘀

化痰行气

人群宜忌

1. 尤其适宜消化不良、食积腹痛、瘀血疼痛、心血管疾病、肥胖者食用。
2. 脾胃虚弱及孕妇、儿童、胃酸过多、溃疡病、牙病患者不宜食用。

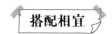

搭配相宜

食材	功效
山楂+糯米	消食化积，收敛止痢
山楂+红糖	开胃消积，活血化瘀

选购事宜

- 购买山楂以大小中等、色红新鲜、软硬适中、无破损、无虫蛀者为佳。
- 不同品种的山楂风味特征也不同，一般来说，果形扁圆、表皮有点的品种偏酸，果形圆而光滑的偏甜。另外，产自山东和东北的山楂较酸，河南、河北的则酸甜适中。

食用建议

1　山楂可鲜食、煲汤、制作冰糖葫芦或制干备用。
2　山楂用于缓解食积或消化不良，与麦芽、神曲、鸡内金等搭配效果更好；缓解高血压、高脂血症，与荷叶、菊花、决明子搭配为佳；缓解产后腹痛、闭经，则与红花、桃仁、香附等搭配为宜。

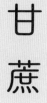

甘蔗

甘蔗含有丰富的糖、18种氨基酸、多种维生素和矿物质，以及琥珀酸、苹果酸、柠檬酸等有机酸，能为人体提供足够的营养和热量。甘蔗汁性味甘平，自古即被列为食疗佳品，有"饱食不须愁内热，大官还有蔗浆寒"的佳句流传于世。甘蔗榨汁饮用虽然甘甜爽口，但咀嚼蔗竿更是口齿留香、余味长久，风味更佳。

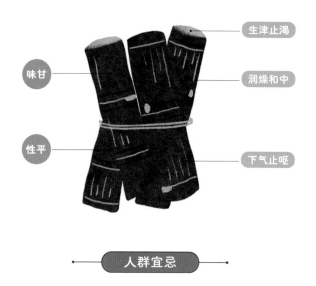

味甘

性平

生津止渴

润燥和中

下气止呕

人群宜忌

❶ 尤其适宜烦热口渴、肺燥咳嗽、咽喉肿痛、反胃呕吐、妊娠水肿、小便不利、大便燥结、消化不良者食用。

❷ 脾胃虚寒及糖尿病患者不宜食用。

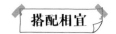

搭配相宜

食材	功效
甘蔗+萝卜	生津止渴，化痰止咳
甘蔗+山药	健脾益胃，润肺生津

选购事宜

- 一般来说，购买甘蔗以粗细适中、节长均匀、色鲜有白霜、无虫蛀、无异味者为佳。要选择干净无霉斑，去皮后白色不发红，无酸及酒糟味的甘蔗。霉变甘蔗有酒糟味，外观不佳，色泽不鲜，不宜选购。

- 市售鲜食的甘蔗有黄皮和紫黑皮两种。黄皮者性偏凉，适宜肺胃有热者食用；紫黑皮者性偏温，肺胃热盛者不宜。

食用建议

1. 甘蔗可鲜食、炖汤或榨汁饮用、煮粥。
2. 甘蔗榨汁与葡萄酒或生姜汁混匀饮用，可缓解反胃呕吐、慢性胃炎等病症，与梨汁或生藕汁同服，可缓解肺胃热盛的咳嗽、咳血等病症。
3. 甘蔗性寒，脾胃虚寒和胃腹疼痛的人不宜食用。

猕猴桃

猕猴桃有中华系、美味系、软枣系等多个品系，果实一般呈椭圆形，果皮被覆茸毛，肉质绿色，口味似草莓、香蕉、凤梨三者的混合。猕猴桃含有丰富的维生素、矿物质等营养素，且每100克果肉含维生素C近400毫克，是橘子的9倍，因此被誉为"维C之王"，还有"超级水果"之称。

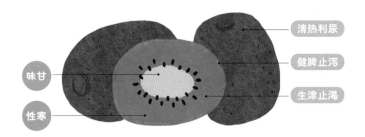

味甘　性寒　清热利尿　健脾止泻　生津止渴

人群宜忌

1. 尤其适宜烦热口渴、胃热呕吐、食欲不振、小便不利、心血管疾病患者，以及航空、矿井等特种工工作人员和常吃烧烤的人食用。

2. 脾虚便溏、风寒感冒、慢性胃炎、疟疾、糖尿病、先兆流产、女性经期、痛经或闭经均不宜食用；儿童对猕猴桃易过敏，不宜多吃。

搭配相宜

食材	功效
猕猴桃+蜂蜜	清热生津，润燥止渴
猕猴桃+姜	清热和胃，降逆止呕

选购事宜

◆ 一般来说，质量好的猕猴桃果形规则，多呈椭圆形，单果重80~140克，果面光滑无皱，毛细而不易脱落，果脐小、圆且向内收缩，软硬适中，果心翠绿，果肉多汁，酸甜可口。

◆ 果身粗、尖端肥大、果皮粗糙、色绿不均、果肉松软、色淡味淡者不宜购买。

食用建议

1. 猕猴桃可鲜食、榨汁、制酱或制作果脯。

2. 猕猴桃性味甘寒，与生姜汁同服可缓解热壅反胃，与蜂蜜同煎可缓解热伤胃阴、烦热口渴之证。

3. 猕猴桃中膳食纤维和维生素C含量丰富，可起到一定的抗氧化作用，并促进肠道蠕动、缓解便秘。

4. 由于猕猴桃中维生素C含量颇高，易与奶制品中的蛋白质凝结成块，不但影响消化吸收，还会使人出现腹胀、腹痛、腹泻。故食用猕猴桃后不要马上喝牛奶或吃其他乳制品。

芒果

芒果品种多，果形美观，果肉多汁，富含糖类、蛋白质、脂肪、维生素A、B族维生素、维生素C和钙、磷、铁等矿物质成分，果香浓郁，风味独特，集热带水果精华与一身，素有"热带果之王"的美誉。

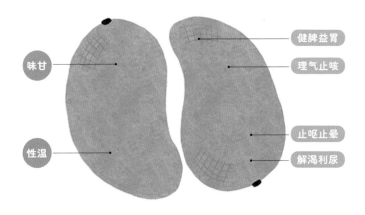

味甘

性温

健脾益胃

理气止咳

止呕止晕

解渴利尿

人群宜忌

❶ 尤其适宜咽干口渴、食欲不振、消化不良、晕眩呕逆、咽痛音哑、咳嗽痰多、气喘者食用。

❷ 皮肤病、糖尿病、过敏患者不宜食用，未成年人及湿热体质者不宜多吃。

搭配相宜

食材	功效
芒果+牛奶	健脾补虚，益胃生津
芒果+鸡肉	温中益气，益胃补精

选购事宜

◆ 购买时以果皮光滑、软硬适中、气味清香、果肉无松动、无腐坏者为佳，完全成熟的芒果果皮可见些许皱缩和小黑点，不影响品质。

◆ 自然成熟的芒果色泽并不十分均匀，较硬有弹性，果香四溢；而催熟芒果仅小头尖处翠绿，肉质较软，味淡或无味。

◆ 芒果的品种多，大小不一，成熟的芒果一般呈均匀的黄色，也有"红芒"。一般来讲，黄而带青的芒果没有完全成熟，口味略酸，可存放较长时间。

食用建议

1　芒果可鲜食、榨汁、制果脯或用于烹调菜肴等。

2　未熟的芒果去皮切丁，用盐或白糖腌渍，或用辣椒粉蘸食，别具风味。

樱桃

樱桃号称"百果第一枝"，我国分布广泛，主产于华北、华东等省区。樱桃果实色泽鲜艳、晶莹美丽，红如玛瑙、黄如凝脂，富含糖、蛋白质、维生素及钙、铁、磷、钾等多种营养物质，尤其是维生素A、钾、铁较其他普通水果高出数倍，具有很高的食用价值。樱桃性味甘温，益脾养胃。

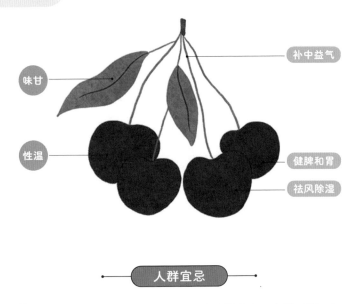

味甘

性温

补中益气

健脾和胃

祛风除湿

人群宜忌

❶ 尤其适宜风湿疼痛、关节不利、缺铁性贫血、食欲不振、气短心悸、脾虚泄泻者食用。

❷ 糖尿病、肾病、溃疡病、热病或虚热咳嗽患者不宜食用。

搭配相宜

食材	功效
樱桃+米酒	祛风胜湿，活血止痛
樱桃+白糖	益气和中，益肺止咳

选购事宜

- 樱桃有多个品种，色有黄、红、紫黑不等，皮有厚有薄，味有甜有酸，果肉柔软或硬实。一般来说，个大者皮厚，色深者味甜。
- 购买樱桃以果柄青绿、果实鲜艳光泽、表皮饱满干燥、无损伤破裂者为佳。

食用建议

1　樱桃适宜鲜食，也可榨汁、制酱、浸酒或煮汤。

2　樱桃用高度白酒浸泡，每日饮酒，对风湿关节疼痛有一定的缓解作用，冬日还可用于涂擦冻疮。

3　樱桃含有较多有机酸和果胶，一次性大量食用，会增加对胃黏膜的刺激，加重胃肠负担，造成胃部不适。

4　樱桃中含有较多的钾，肾功能不全者一定要谨慎食用，以免造成高钾血症。

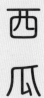

西瓜为夏、秋季节的主要果蔬。西瓜含有丰富的葡萄糖、果糖、氨基酸、苹果酸、番茄素、维生素A、B族维生素、维生素C等成分，而且不含脂肪和胆固醇，是典型的高钾低钠水果，性味甘寒，可清热解暑、利尿除烦，有"天生白虎汤"之誉。

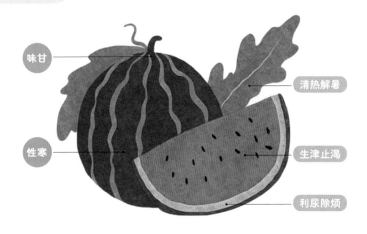

人群宜忌

❶ 尤其适宜暑热烦渴、热盛津伤、胸膈不利、小便短赤，以及高血压、急慢性肾炎、胆囊炎、宿醉者食用。

❷ 脾胃虚寒、湿盛便溏者，以及糖尿病患者不宜食用。

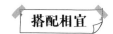

搭配相宜

食材	功效
西瓜+大蒜	清热生津，利尿解毒
西瓜+冰糖	清热和胃，润肺利尿

选购事宜

- 西瓜的品种很多，特征也有些许差别，最直观的挑选方法就是切开查看瓜瓤是否熟透。
- 一般来说，同种瓜以外皮硬而光滑、轻拍声音沉闷为佳，声音清脆者可能没有熟透。花皮瓜类宜纹路清晰、深淡分明，黑皮瓜类宜瓜皮墨绿光泽。

食用建议

1　西瓜适宜鲜食，也可榨汁饮用。

2　西瓜皮又称西瓜翠衣，性味甘凉，清热解暑，泻火除烦，可用于凉拌、清炒或煮汤。如果吃了太多西瓜而不舒服，用西瓜皮煎汤服用即可解除。

3　西瓜性寒，多食容易伤脾胃，对于消化不良、大便滑泄者要少食，否则易引起腹胀、腹泻、食欲下降。

4　西瓜切开后应尽快吃完，容易滋生细菌。

5　西瓜含糖量较高，高血糖者不宜多吃。

菠萝

菠萝又名凤梨、番梨，为热带、亚热带地区的著名水果，其中台湾产菠萝果形美观、肉质细腻、基本无涩味，品质较为上乘。菠萝含有葡萄糖、果糖、有机酸、蛋白质及多种维生素和矿物质，营养丰富，性味甘平，具有解暑止渴、消食止泻之功，是夏季药食兼优的时令佳果。

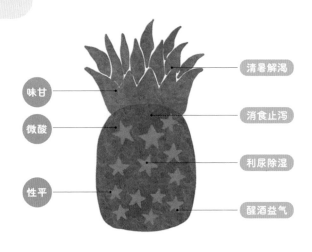

味甘

微酸

性平

清暑解渴

消食止泻

利尿除湿

醒酒益气

人群宜忌

❶ 一般人群均可食用。尤其适宜夏月伤暑、身热烦渴、食欲不振、消化不良、肠炎腹泻及高血压患者食用。

❷ 溃疡病、肾病、凝血功能障碍、糖尿病、风寒咳嗽者及对菠萝过敏者不宜食用。

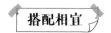

搭配相宜

食材	功效
菠萝+粳米	健脾消食，益气安神
菠萝+茅根	清热祛湿，利尿消肿

选购事宜

◆ 购买菠萝需注意色、香、味三方面：青绿坚硬、无香气者不够成熟；黄褐身软、汁液外溢、有异常气味者过熟变质；色泽橙黄、果身清洁干燥、肉质稍软、香味浓郁者质佳。

食用建议

1　菠萝可鲜食、榨汁、烹制菜肴或加工罐头等，与肉类烹制可解除油腻、酸甜爽口、开胃消食，进食油腻食物后吃些菠萝，也能爽口去腻。

2　菠萝榨汁，煮开后冷却，用于擦洗皮肤，可令皮肤清洁滋润，防止暗疮。

3　敏感人群不宜吃菠萝。部分人食用菠萝会产生过敏反应，表现为嘴唇麻木，还有可能出现红肿的现象，甚至会出现恶心、呕吐。

4　吃菠萝之前先用淡盐水浸泡，可减少对口腔的刺激。另外，用盐水泡过的菠萝味道会更好、更甜。

花生

花生按果荚形态可分为普通型、蜂腰型、多粒型、珍珠豆型4类，外层红衣淡红至深红不等。花生籽粒脂肪含量达45%，是食用油的主要来源之一，并富含蛋白质、维生素B$_1$、维生素B$_2$、烟酸及多种矿物质元素，不仅能促进人体健康、增强记忆，还能滋养补益、有助延年益寿，有"长生果"之称。

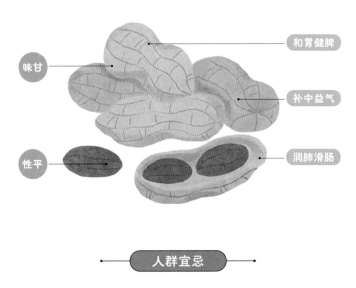

味甘

和胃健脾

补中益气

性平

润肺滑肠

人群宜忌

1 尤其适宜营养不良、食欲不振、咳嗽、脚气病、产妇少乳、心血管疾病、贫血者及儿童、青少年和老年人食用。

2 肝炎、胆囊疾病、高脂血症、跌打损伤者不宜食用。

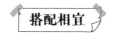

搭配相宜

食材	功效
花生+猪蹄	健脾益气，补血通乳
花生+红枣	补脾和胃，益气养血

选购事宜

◆ 市售的花生有生、熟之分，也有带荚和剥粒之分。一般来说，优质花生果荚为土黄色或白色，红衣色泽均匀，颗粒均匀饱满，形态完整，无霉变，无虫蛀，无异常气味，口尝味道纯正。颗粒干瘪或发霉，有异味者品质差，不宜购买。

食用建议

1 花生可生食、炒、煮、榨油等，市售的花生制品多种多样、琳琅满目，食用方法很多，其中以连红衣炖煮为最佳，不仅补虚止血，而且不温不燥，易于消化，老少咸宜。

2 花生炒熟或炸熟后性质燥热，不宜多食；霉变的花生含大量黄曲霉素，可致癌，不可食用。

板栗

板栗含有大量的碳水化合物，干果中高达77%，其中淀粉在25%以上，并富含蛋白质、脂肪、B族维生素、维生素C及钾、钙、铁等矿物质元素，具有很高的营养价值，性味甘温，可健脾益胃、补肾强身，有"肾之果"的美名。在过去的饥荒年代，人们常将秋天收集的板栗代替粮食充饥，因此又有"铁杆庄稼"之称。

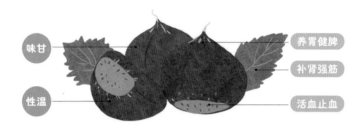

味甘

性温

养胃健脾

补肾强筋

活血止血

人群宜忌

❶ 尤其适宜肾虚腰痛、腰膝酸软、腿脚无力、小便频数、气喘咳嗽、反胃泄泻者及中老年人食用。

❷ 脾胃虚弱、消化不良、糖尿病、风湿患者不宜食用。

搭配相宜

食材	功效
板栗+鸡肉	健脾益精，强筋补肾
板栗+糯米	健脾养胃，补血养颜

选购事宜

◆ 市场上销售的板栗有生、熟两种，购买时建议挑选一颗剥开试吃以鉴别品质。一般来说，以形圆、大小中等、气味清香、味甜或面、无虫蛀、无异味者为佳。当年采收的新板栗顶部有较多茸毛，而陈年板栗稍光滑，味道也不如新板栗纯正。

食用建议

1 板栗可生吃或带壳炒熟取仁食用，也可取仁用于炒、烧、炖等烹制菜肴。

2 霉变的板栗易引起中毒，不宜食用。

3 板栗中含有丰富的不饱和脂肪酸和维生素，可以增强机体免疫力、补脑健肾，适合脑力工作者食用。

4 新鲜的板栗容易变质霉烂，吃了发霉的板栗易引起中毒，因此变质的板栗不能吃。

核桃

核桃的品种很多，大致可分为薄壳核桃和厚壳核桃两类，其中山核桃果小、壳光滑偏厚、核仁饱满、香味浓，是浙江本地土特产。核桃仁含有丰富的脂肪，不饱和脂肪酸占86%，并富含蛋白质、B族维生素和钙、磷、铁等矿物质元素，具有很高的营养保健价值和药用价值，常被用于肺肾两虚所引起的气喘咳嗽、须发早白、阳痿早泄等病症。

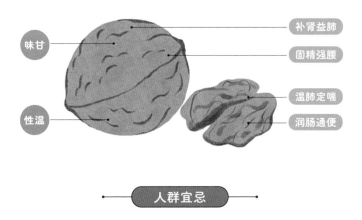

味甘

性温

补肾益肺

固精强腰

温肺定喘

润肠通便

人群宜忌

❶ 尤其适宜肾虚喘嗽、腰膝酸软、阳痿遗精、小便频数、大便燥结、气血不足、神经衰弱及脑力劳动者和青少年食用。

❷ 阴虚火旺、痰热咳嗽、便溏腹泻及痰湿体质者不宜食用。

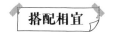

搭配相宜

食材	功效
核桃+芝麻	补肝肾，益精血
核桃+芡实	补脾益肾，填精益智

选购事宜

◆ 购买核桃以壳薄完好、干净光洁、核仁饱满、味道纯正、无虫蛀、无异味者为佳。个别品种壳较厚，核仁挤满壳腔，较难取出，但油脂含量丰富，味更香，适宜榨油。密封包装的产品要注意果壳是否完整，以及生产日期、保质期等信息。

食用建议

1 核桃可生食、熟食，或作药膳粥、煎汤等，还可与黑芝麻、山药、芡实、糯米等炒熟，共研为末，定时定量用温开水调服，食疗保健效果更佳。

2 核桃中含有大量油脂，脾胃不好的人可用核桃熬粥食用，既解决了核桃不易消化的问题，又能补充充足的营养。

3 核桃中含有大量的亚油酸，以及钙、磷、铁等元素。亚油酸能让皮肤有弹性，滋润皮肤。钙、磷、铁有较好的乌黑头发的作用，可预防脱发、白发。

4 核桃富含蛋白质，每天食用2~4个核桃有助于缓解疲劳。

牛肉

牛肉 +	白萝卜	洋葱
	✅	✅
	利五脏、益气血	消除疲劳

羊肉

羊肉 +	姜	香菜
	✅	✅
	治疗腹痛	益气血、开胃

鸡肉

鸡肉 +	青椒	人参
	✅	✅
	消除疲劳	添精补髓

鸭肉

鸭肉 +	山药	芋头
	✅	✅
	健脾止渴	预防贫血

鹅肉

鹅肉 +	胡萝卜	白萝卜
	✅	✅
	预防心脏病	利肺气、止咳化痰

兔肉

兔肉 +	山楂	葱
	✅	✅
	补血益气	降血脂、美容

鲫鱼

鲫鱼 +	豆腐	红豆
	✅	✅
	健脾利胃	利水消肿

螃蟹

螃蟹 +	姜	醋
	✅	✅
	平衡寒热	解腻去腥

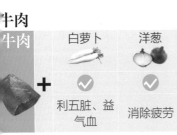
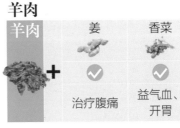
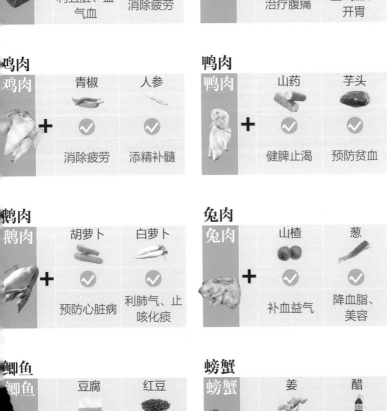
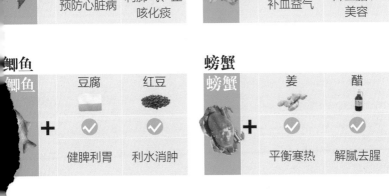

"1+1>2"强强联合，食材速查

谷物和豆类

小米

小米	+	黄豆	红糖
		✓	✓
		保护皮肤、有益视力	健脾胃、补虚损

玉米

玉米	+	松子	木瓜
		✓	✓
		补养脾肺、保护皮肤	预防冠心病和糖尿病

薏米

薏米	+	香菇	冬瓜
		✓	✓
		防癌抗癌、健脾利湿	清暑利湿

燕麦

燕麦	+	牛奶	小米
		✓	✓
		营养更丰富	利于减肥、降脂降糖

荞麦

荞麦	+	牛奶	蜂蜜
		✓	✓
		营养更全面	引气下降、止咳

小麦

小麦	+	粳米	山药
		✓	✓
		养心神、止虚汗	健脾养胃

大麦

大麦	+	红枣	苹果
		✓	✓
		互相促进营养吸收	温中下气、消除腹胀

黄豆

黄豆	+	排骨	茄子
		补铁佳品	保护血管

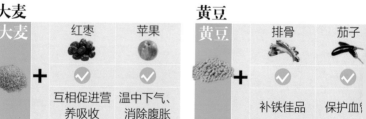

绿豆

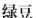

绿豆 +	薏米 ✓ 改善肤质、可治疗脚气病	南瓜 ✓ 解暑除烦

糙米

糙米 +	罗汉果 ✓ 瘦身排毒	芹菜 ✓ 瘦身、增强体力

红豆

红豆 +	鸭肉 ✓ 清热解毒、利水消肿	百合 ✓ 补气血、安神

红薯

红薯 +	排骨 ✓ 益气补脾、延缓衰老	红枣 ✓ 健胃通便、提高免疫力

蔬菜和菌菇

白菜

白菜 +	瘦肉 ✓ 美白肌肤、消除疲劳	猪肝 ✓ 补气益血、提高免疫力

菠菜

菠菜 +	猪肝 ✓ 预防贫血	大蒜 ✓ 消除疲劳、滋养皮肤

油菜

油菜 +	鸡肉 ✓ 强化肝脏功能	香菇 ✓ 抗老防衰、防治便秘

芹菜

芹菜 +	花生 ✓ 降血压、降血脂	百合 ✓ 润肺止咳、清心安神

管

杨桃

杨桃 +	菠菜	盐
	✓	✓
	养颜美容、防老抗癌	维持人体的酸碱平衡

柿子

柿子 +	黑豆	蜂蜜
	✓	✓
	清热止咳	清热润肺

红枣

红枣 +	牛奶	芹菜
	✓	✓
	补虚止渴	养血润肤

杏仁

杏仁 +	牛奶	粳米
	✓	✓
	润肤美容	润肠通便

核桃

核桃 +	百合	山楂
	✓	✓
	润肺益肾	保护心血管

板栗

板栗 +	白菜	鸡肉
	✓	✓
	补脾益肾	养胃健脾

禽畜和水产

猪肉

猪肉 +	白菜	青椒
	✓	✓
	滋阴润燥	保护肝脏

猪肝

猪肝 +	胡萝卜	菠菜
	✓	✓
	补血明目	预防贫血

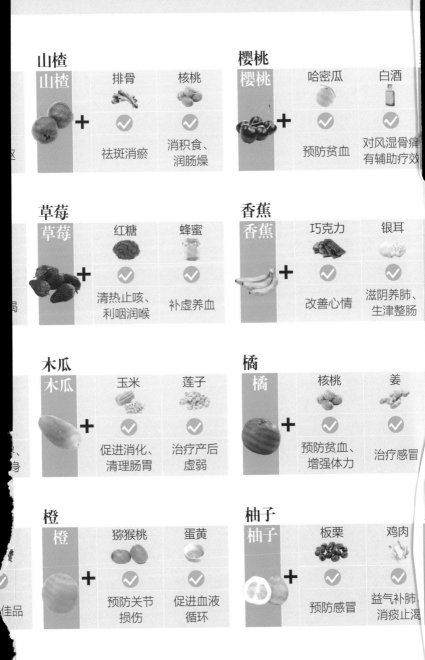

山楂

山楂 +	排骨	核桃
	✓	✓
	祛斑消瘀	消积食、润肠燥

樱桃

樱桃 +	哈密瓜	白酒
	✓	✓
	预防贫血	对风湿骨痛有辅助疗效

草莓

草莓 +	红糖	蜂蜜
	✓	✓
	清热止咳、利咽润喉	补虚养血

香蕉

香蕉 +	巧克力	银耳
	✓	✓
	改善心情	滋阴养肺、生津整肠

木瓜

木瓜 +	玉米	莲子
	✓	✓
	促进消化、清理肠胃	治疗产后虚弱

橘

橘 +	核桃	姜
	✓	✓
	预防贫血、增强体力	治疗感冒

橙

橙 +	猕猴桃	蛋黄
	✓	✓
	预防关节损伤	促进血液循环

柚子

柚子 +	板栗	鸡肉
	✓	✓
	预防感冒	益气补肺、消痰止渴

韭菜

韭菜 +	豆芽	鸡蛋
	✓	✓
	清热补虚、加速脂肪代谢	养胃补肾

番茄

番茄 +	菜花	鸡蛋
	✓	✓
	增强抗毒能力	滋补身体、美容皮肤

竹

黄瓜

黄瓜 +	黑木耳	豆腐
	✓	✓
	排毒减肥、平衡营养	解毒消炎、润燥平胃

洋葱

洋葱 +	牛肉	大蒜
	✓	✓
	补中益气、滋养脾胃	降脂降压

荠

土豆

土豆 +	牛肉	豆角
	✓	✓
	健脾养胃	调理消化系统

冬瓜

冬瓜 +	红枣	芦笋
	✓	✓
	补脾和胃、益气生津	清热利尿、降脂降压

香

丝瓜

丝瓜 +	洋葱	鸡蛋
	✓	✓
	清热消暑	清热解毒、滋阴润燥

胡萝卜

胡萝卜 +	菠菜	黄豆
	✓	✓
	保持心血管的畅通	有利于骨骼的发育

西
花

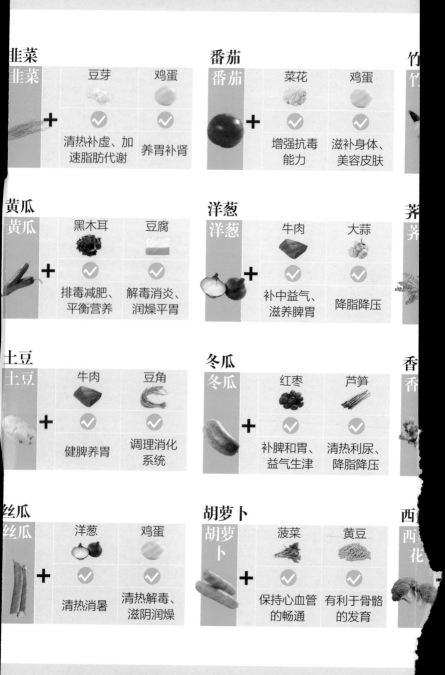

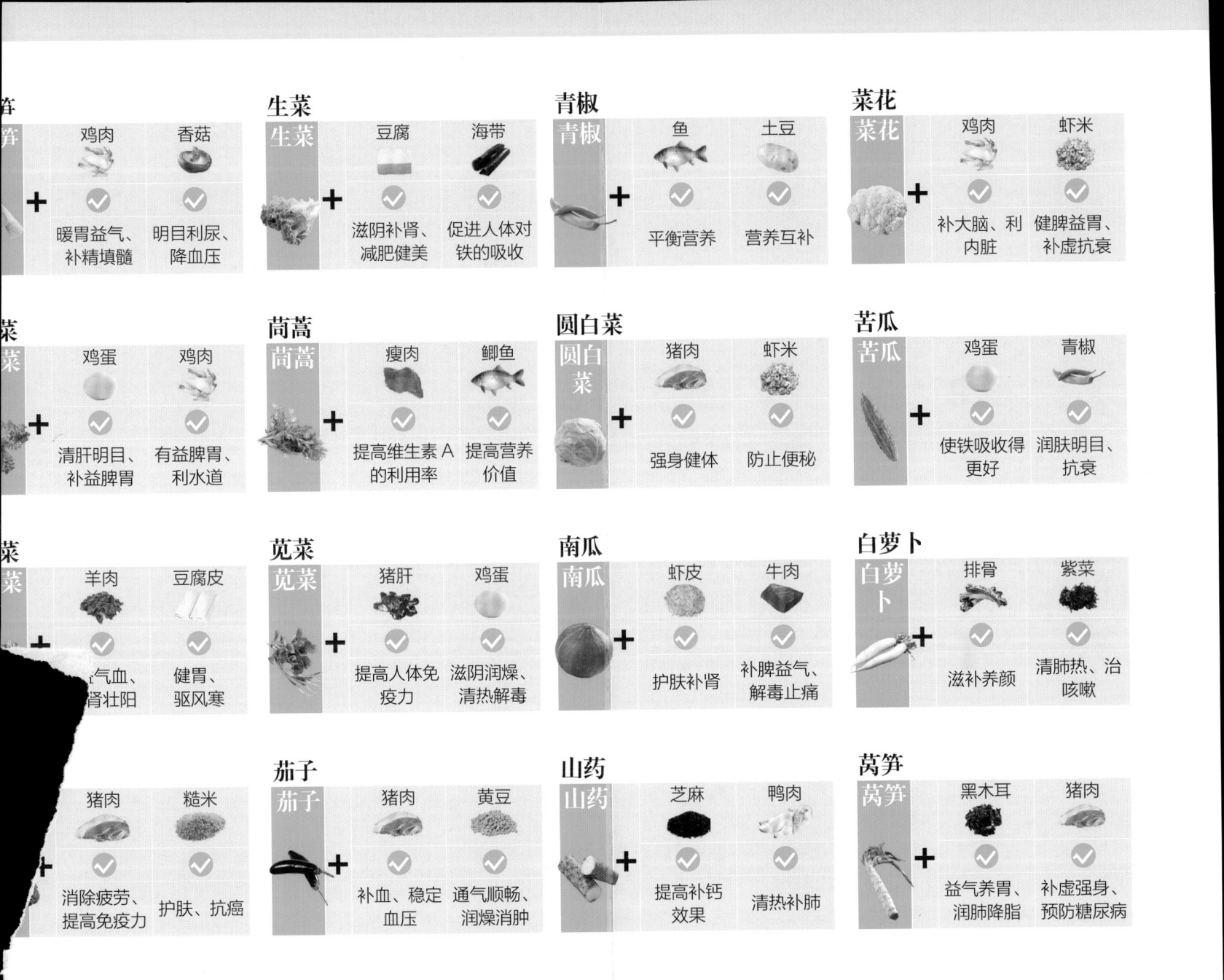

蔬菜	搭配1	功效1	搭配2	功效2
（荠）	鸡肉 ✓	暖胃益气、补精填髓	香菇 ✓	明目利尿、降血压
生菜	豆腐 ✓	滋阴补肾、减肥健美	海带 ✓	促进人体对铁的吸收
青椒	鱼 ✓	平衡营养	土豆 ✓	营养互补
菜花	鸡肉 ✓	补大脑、利内脏	虾米 ✓	健脾益胃、补虚抗衰
菜	鸡蛋 ✓	清肝明目、补益脾胃	鸡肉 ✓	有益脾胃、利水道
茼蒿	瘦肉 ✓	提高维生素 A 的利用率	鲫鱼 ✓	提高营养价值
圆白菜	猪肉 ✓	强身健体	虾米 ✓	防止便秘
苦瓜	鸡蛋 ✓	使铁吸收得更好	青椒 ✓	润肤明目、抗衰
菜	羊肉 ✓	…气血、…肾壮阳	豆腐皮 ✓	健胃、驱风寒
苋菜	猪肝 ✓	提高人体免疫力	鸡蛋 ✓	滋阴润燥、清热解毒
南瓜	虾皮 ✓	护肤补肾	牛肉 ✓	补脾益气、解毒止痛
白萝卜	排骨 ✓	滋补养颜	紫菜 ✓	清肺热、治咳嗽
（菜）	猪肉 ✓	消除疲劳、提高免疫力	糙米 ✓	护肤、抗癌
茄子	猪肉 ✓	补血、稳定血压	黄豆 ✓	通气顺畅、润燥消肿
山药	芝麻 ✓	提高补钙效果	鸭肉 ✓	清热补肺
莴笋	黑木耳 ✓	益气养胃、润肺降脂	猪肉 ✓	补虚强身、预防糖尿病

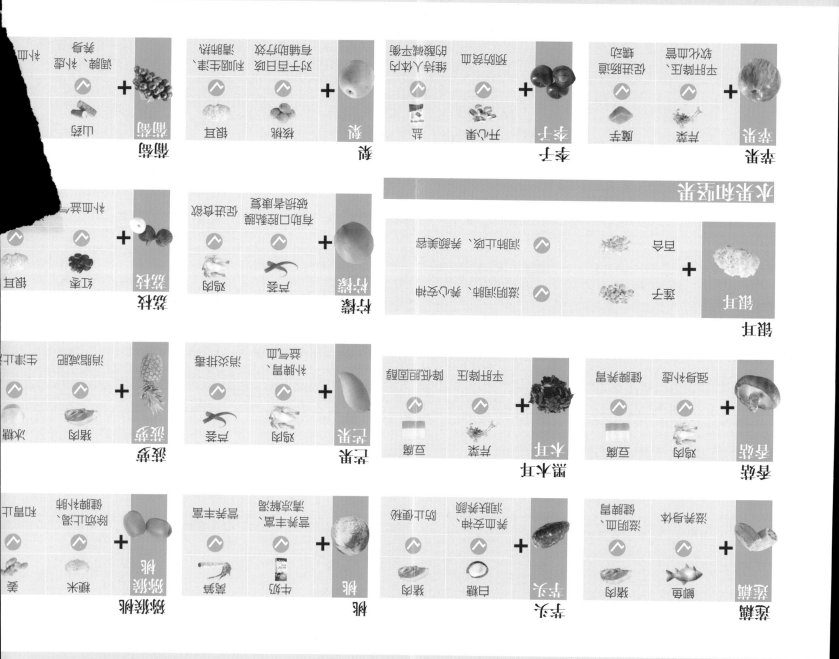